# 腰椎间融合术
## Lumbar Interbody Fusion：Pearls and Techniques

主　编　（印度）萨蒂什·鲁德拉帕
Satish Rudrappa，MCh（Neurosurgery），FASS（USA），
FRCS（Glasgow）
Director，
Sakra Institute of Neurosciences，
Head，
Department of Spine Surgery，
Sakra World Hospital，
Bangalore，Karnataka，India

编　者　（印度）拉马钱德兰·戈文达萨米
Ramachandran Govindasamy，MS（Ortho），DNB（Ortho）
Department of Spine Surgery，
Sakra Institute of Neurosciences，
Bangalore，Karnataka，India

（印度）维拉马尼·普雷蒂什－库马尔
Veeramani Preethish-Kumar，MRCP（UK），
MD-PhD（ICMR Fellow）
Department of Spine Surgery，
Sakra Institute of Neurosciences，
Bangalore，Karnataka，India

U0388180

主　译　梅　伟　王庆德
副主译　李危石　王　征

北方联合出版传媒（集团）股份有限公司
辽宁科学技术出版社

©2024 辽宁科学技术出版社。

著作权合同登记号：第 06-2023-28 号。

**图书在版编目（CIP）数据**

腰椎间融合术 /（印度）萨蒂什·鲁德拉帕（Satish Rudrappa）主编；梅伟，王庆德主译. — 沈阳：辽宁科学技术出版社，2024.7

ISBN 978-7-5591-3385-4

Ⅰ . ①腰… Ⅱ . ①萨… ②梅… ③王… Ⅲ . ①腰椎—脊柱病—外科手术 Ⅳ . ①R681.5

中国国家版本馆CIP数据核字（2024）第023086号

出版发行：辽宁科学技术出版社
　　　　　（地址：沈阳市和平区十一纬路25号　邮编：110003）
印 刷 者：辽宁新华印务有限公司
经 销 者：各地新华书店
幅面尺寸：210 mm × 285 mm
印　　张：11
插　　页：4
字　　数：260千字
出版时间：2024年7月第1版
印刷时间：2024年7月第1次印刷
责任编辑：吴兰兰
封面设计：顾　娜
版式设计：袁　舒
责任校对：黄跃成

书　　号：ISBN 978-7-5591-3385-4
定　　价：160.00 元

投稿热线：024-23284363
邮购热线：024-23284502
E-mail:2145249267@qq.com
http://www.lnkj.com.cn

# 译者名单

**主　译**

梅　伟　郑州市骨科医院　　　　　　　　王庆德　郑州市骨科医院

**副主译**

李危石　北京大学第三医院　　　　　　　王　征　中国人民解放军总医院第一医学中心

**译　者（按翻译章节次序排序）**

毛　凯　中国人民解放军总医院第一医学中心　　于　洋　中国人民解放军总医院第一医学中心

宋　凯　中国人民解放军总医院第一医学中心　　廖文胜　河南省人民医院

徐玉生　郑州大学第一附属医院　　　　　　　　李毅力　郑州市骨科医院

李玉伟　漯河市中心医院　　　　　　　　　　　朱卉敏　河南省洛阳正骨医院

镐英杰　郑州大学第一附属医院　　　　　　　　宋　鑫　郑州大学第一附属医院

周晓光　郑州市骨科医院　　　　　　　　　　　李　扬　郑州市骨科医院

姜文涛　郑州市骨科医院　　　　　　　　　　　邵　哲　郑州市骨科医院

苏　锴　郑州市骨科医院　　　　　　　　　　　张　陆　郑州人民医院

刘沛霖　郑州市骨科医院　　　　　　　　　　　杨　勇　郑州市骨科医院

郭亮兵　郑州市骨科医院　　　　　　　　　　　王　龙　郑州市骨科医院

高延征　河南省人民医院　　　　　　　　　　　刘宏建　郑州大学第一附属医院

# 专家寄语

在医学的浩瀚海洋中，脊柱外科无疑是其中更为复杂、挑战性更大的领域之一；而腰椎间融合术，作为脊柱外科治疗中的一项重要技术，对于无数患者来说，意味着疼痛的缓解、生活质量的提高，甚至是生命的延续。

Satish Rudrappa 博士是一位备受尊敬的脊柱外科专家，他在腰椎疾病的研究和治疗方面有着卓越的贡献。在这本书中，他将自己多年的临床经验和研究成果与读者分享，详细介绍了腰椎间融合术各种术式的适应证、手术技巧、并发症处理等方面的知识。他通过邀请多位国际知名的脊柱外科专家共同参与编写，使得这本书的内容更加丰富、全面。

腰椎间融合术不仅需要医生具备精湛的手术技巧，更需要他们具备全面的医学知识和丰富的临床经验。每一个患者的情况都是独一无二的，如何根据患者的具体病情选择最合适的手术方案，如何在手术过程中最大限度地保护患者的神经功能，如何减少术后并发症的发生，这些都是每一位脊柱外科医生必须面对的挑战；这本《腰椎间融合术》正是为了帮助医生们更好地应对这些挑战而编写的。只有通过自身扎实的解剖学基础、精湛的手术技巧和丰富的临床经验，才能为患者提供个性化、精准化的治疗方案，帮助他们早日恢复健康。

由梅伟教授和王庆德教授领衔翻译的 Satish Rudrappa 博士主编的《腰椎间融合术》中文版是一本极具参考价值和实用性的医学著作。我相信，这本书的出版将会为我国的脊柱外科事业带来新的发展机遇和广阔的前景。同时，我也希望广大的医学工作者能够认真阅读这本书，从中汲取智慧和力量，为更多的患者带来健康和希望。

郝定均

# 译者序言

  腰椎间融合术（Lumbar Interbody Fusion）是一种常见的脊柱手术，旨在通过融合相邻的腰椎椎体来稳定脊柱，减轻疼痛，并改善功能。这种手术通常适用于患有严重腰背部疼痛、神经压迫症状或因腰椎不稳定而导致疼痛反复发作的患者，临床效果优良。

  腰椎间融合术在国内已经广泛开展几十年，但由于脊柱疾病本身的复杂性和相关理论的普及性不够，在临床实践中往往存在诸多问题。Satish Rudrappa博士在脊柱外科领域有着深厚的造诣，他不仅具有丰富的临床经验和精湛的手术技艺，更有着对腰椎间融合术的深入研究和独到见解。在他主编的这本《腰椎间融合术》中，邀请了世界各地的多位知名学者参与编写，通过传统后路LIF到微创手术（MIS）以及经椎间孔内镜LIF等，详尽地描述了这一主题的发展历史、适应证、技术要点、并发症等关键问题。本书还对临床影像学结果、文献荟萃、术中神经电生理监测的应用以及典型病例进行阐述，内容翔实、图文并茂，并运用大量形象逼真的图示直观展现每种手术的具体步骤和操作方法，真正做到了看图识术，透彻易懂，为我们脊柱外科医生提供了宝贵的指导和参考，易于掌握其精髓。

  在翻译过程中，我们力求保持原文的风格和内涵，准确传达原文的含义，同时保持语言的流畅性、准确性和可读性。为了达到这个目的，我们查阅了大量相关文献，请教了多位专业医生，并对书稿进行了反复修改和润色，希望能够为读者呈现出一部高质量的中文译本。尽管如此，由于医学术语的复杂性和专业性，以及不同文化背景下的表达差异，书中难免存在一些疏漏或不足之处，恳请读者在阅读过程中多多包涵，并不吝赐教。

  最后，要感谢参与本书翻译工作的所有同事和朋友们。没有你们的辛勤付出和无私奉献，这本书不可能如此顺利地完成。希望我们的努力能够将腰椎间融合术最新的手术技术和知识信息传递给读者，丰富他们的临床经验和创新理念，也真诚期望《腰椎间融合术》能够成为脊柱外科医生的"良师益友"和最有价值的"参考工具"，为减轻更多脊柱患者的痛苦，做出一份绵薄的贡献。

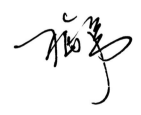

# 序言

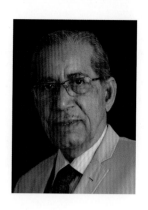

　　我很高兴得知，神经脊柱外科协会主席 Satish Rudrappa 博士主编了一本关于腰椎间融合术（LIF）的专著，并在 2019 年神经脊柱外科大会上发布。值得注意的是，在这个微创脊柱手术的时代，主编选择了编撰 LIF 领域的历史、演变和最近的发展，这清楚地表明了此术式在该领域的重要性。

　　正如 Satish Rudrappa 博士在他的专栏中提到的，治疗脊柱疾病最重要的是保持矢状位平衡。它是维持脊柱功能良好的支撑。

　　Satish Rudrappa 博士邀请来自世界各地的学者来尽可能地描述这个主题的每一个方面，因此这本专著看起来就像一本档案馆里的书。从我们以往采用的老式后路 LIF，到微创手术（MIS）和经椎间孔内镜 LIF，Satish Rudrappa 博士付出了巨大的努力来有条不紊地描述这些内容。Satish

　　Rudrappa 博士更详细地介绍了 MIS 技术，这使得所有年轻有为的脊柱外科医生都能对其有一定的认识和了解。

　　斜位和前位技术也再次被重新提及和应用，特别是在畸形患者的治疗中。曾经一些学者认为，所有手术都可以通过后路解决，这使得斜位和前位技术逐渐被淘汰。本书详细描述了斜位和前位技术的重要性，从 LIF 技术的最新发展来看，这些技术变得越来越重要。

　　当下，植入物被过度使用引起了很大的争议，本书第 10 章对此作出了明确的解释。

　　Satish Rudrappa 博士不仅是一位勤奋、聪明的神经脊柱外科医生，更是一位在医学领域具有高水平研究导向的学者。我相信这本专著对所有读者来说都将是一本有益的"教科书"。

*Dr. P. S. Ramani*
*Founder President，Neuro Spinal Surgeons Association，India*

# 前言

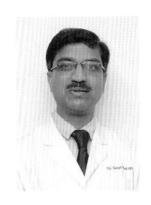

近 10 年来，从开放手术到内镜引导的微创手术技术，腰椎手术是如何发展的？影响腰椎最常见的病理是退行性变。对于腰椎病理，每个外科医生都有各自不同的想法。在这种情况下，所有外科医生的最终目标都是提供充分的减压，并尽可能地重建脊柱的正常解剖结构。实现腰骶脊柱矢状位平衡是保证患者正常活动的关键。腰椎间融合术（LIF）对于恢复患者脊柱的这种平衡是不可或缺的。

LIF 包含多种术式，不同术式的选择受多种因素的影响，如患者的临床表现、X 线和 MRI 检查结果。选择合适的手术方式对术后远期疗效有十分重要的影响。

这本书讨论每种 LIF 手术的优点和缺点，以及选择合理的术式的重要性。我相信并希望每一位读者，特别是脊柱外科医生，能从这本书中受益。

*Satish Rudrappa，MCh（Neurosurgery），FASS（USA），FRCS（Glasgow）*

# 编者名单

**Achal Gupta**
Lilavati Hospital and Research Centre,
Mumbai, Maharashtra, India

**Alvin Y. Chan**
Department of Neurological Surgery,
University of California,
San Francisco, CA, USA

**Andrew K. Chan**
Department of Neurological Surgery,
University of California,
San Francisco, CA, USA

**Apurva Prasad**
Lilavati Hospital and Research Centre,
Mumbai, Maharashtra, India

**Arjun Dhawale, MS (Ortho), DNB (Ortho),
MRCS (Edinburgh)**
Consultant Spine Surgeon,
Department of Orthopedics and Spine Surgery,
Sir HN Reliance Foundation Hospital and
Research Center,
Mumbai, Maharashtra, India

**Arvind Bhave, MS (Ortho), IPTM, EICOE,**
Fellow Spinal Injuries (Japan)
Spine Surgeon and Spine Endoscopist,
Deenanath Mangeshkar Hospital,
Pune, Maharashtra, India

**Dheeraj Masapu, MD, DM (Neuroanesthesia)**
Associate Consultant,
Sakra Institute of Neurosciences,
Bengaluru, Karnataka, India

**J. K. B. C. Parthiban, MCh (Neurosurgery),**
FNS (Japan)
Senior Consultant,
Department of Neurosurgery,
Kovai Medical Center and Hospital,
Coimbatore, Tamil Nadu, India

**Joshua J. Rivera**
Department of Neurological Surgery,
University of California,
San Francisco, CA, USA

**Justin M. Lee**
Department of Neurological Surgery,
University of California,
San Francisco, CA, USA

**Karl Janich, MD**
Medical College of Wisconsin,
Milwaukee, WI, USA

**Komal Prasad Chandrachari, MS, DNB,
MCh (Neurosurgery), PGDHHM, PGDMLE, MNAMS**
Senior Consultant Neurosurgeon and Spinal Surgeon,
Narayana Hrudayalaya Institute of Neurosciences,
Mazumdar Shaw Medical Center, NH Health City,
Bengaluru, Karnataka, India

**Kshitij Chaudhary, MS (Ortho), DNB (Ortho), FACS**
Consultant Spine Surgeon,
Department of Orthopaedics and Spine Surgery,
Sir HN Reliance Foundation Hospital and
Research Center,
Mumbai, Maharashtra, India

**Kumar Abhinav**
Lilavati Hospital and Research Centre,
Mumbai, Maharashtra, India

**Naresh K. Pagidimarry, MS**
Barat Academy of Spine Endoscopy (BASE),
Hyderabad, India

**Peng Yin**
Department of Orthopaedics,
Beijing Chao-Yang Hospital, China Capital
Medical University,
Beijing, China

**Praveen V. Mummaneni, MD**
Department of Neurological Surgery,
Joan O'Reilly Endowed Chair,
Professor and Vice-Chairman
University of California,
San Francisco, USA

**P. S. Ramani, MBBS, MS, MSc Neurosurgery (UK), DSc, FNAMS (National Academy)**
Senior Consultant
Neuro and Spinal Surgeon,
Lilavati Hospital and Research Centre,
Mumbai, Maharashtra, India

**Ramachandran Govindasamy, MS (Ortho), DNB (Ortho)**
Spine Consultant,
Department of Spine Surgery,
Sakra Institute of Neurosciences,
Bangalore, Karnataka, India

**Said G. Osman, MD, FRCS (Edinburgh) (Ortho)**
Sky Spine Endoscopy Institute,
Frederick, MD, USA

**Sajesh Menon, MS (Ortho), DNB (Ortho), MCh**
Clinical Professor and Head,
Department of Neurosurgery,
Amrita Institute of Medical Science,
Kochi, Kerala, India

**Satish Rudrappa, MCh (Neurosurgery), FASS (USA), FRCS (Glasgow)**
Director, Sakra Institute of Neurosciences,
Head, Department of Spine Surgery,
Sakra World Hospital,
Bengaluru, Karnataka, India

**S. N. Kurpad, MD-PhD**
Sanford J Larson Professor and Chairman,
Department of Neurosurgery,
Medical College of Wisconsin,
Milwaukee, WI, USA

**Sukumar Sura, MCh (Neurosurgery), FRCS (Edinburgh)**
Department of Neurosurgery,
Yashoda Hospitals, Hyderabad, India

**Sumeet Sasane**
Lilavati Hospital and Research Centre,
Mumbai, Mumbai, Maharashtra, India

**T. V. Ramakrishna, MS (Ortho), FISS & FISD (Japan)**
Department of Neurosurgery,
Yashoda Hospitals, Hyderabad, India

**Veeramani Preethish-Kumar, MRCP (UK), MD-PhD (ICMR Fellow)**
Associate Consultant,
Academic and Research Head,
Sakra Institute of Neurosciences,
Bengaluru, Karnataka, India

**Vivian P. Le**
Department of Neurological Surgery,
University of California,
San Francisco, USA

**Yaoshen Zhang**
Department of Orthopaedics,
Beijing Chao-Yang Hospital, China Capital
Medical University,
Beijing, China

**Yiqi Zhang**
Department of Orthopaedics,
Beijing Chao-Yang Hospital, China Capital
Medical University,
Beijing, China

**Yong Hai, MD-PhD**
Professor, Department of Orthopaedics,
Beijing Chao-Yang Hospital,
China Capital Medical University,
Beijing, China

**Yu Liang, MD**
Professor, Deputy Chief,
Director, Spine Division,
Department of Orthopaedics,
Ruijin Hospital, School of Medicine,
JiaoTong University, Shanghai, China

# 目录

# 第1章
# 腰椎间融合术的历史

*P. S. Ramani, Sumeet Sasane, Apurva Prasad, Achal Gupta, Kumar Abhinav*

李危石 / 译　邵　哲 / 审校

## 引言

历史是任何人为技术进步的重要组成部分，尤其是在医学领域。脊柱疾病的治疗历史与人类治疗任何其他疾病的历史相似。早在公元前 1550 年，古印度和古埃及的文献就对脊柱不稳定进行了描述。古希腊医生 Hippocratēs（约前 460—前 377 年）是以科学的方式描述脊柱的先驱，许多医生都遵循他的引导（图 1.1）。因此，"脊柱矫正和稳定"的概念已存在了多个世纪，但如何做到这一点，直到 19 世纪晚期才逐渐明晰。今天，许多外科技术可用于稳定脊柱。从历史的角度来看，我们仍然依赖于前人的工作基础，使得我们能够进一步研究新的进展。然而，很多时候新的发现都是偶然的。

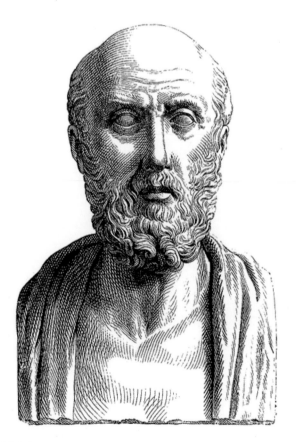

**图 1.1**　Hippocratēs

## 历史背景

脊柱外固定装置首次出现于 15 世纪或 16 世纪，当时的医生试图了解脊柱的复杂生物力学机制。此后，医生们于 1846 年和 1867 年分别开创了麻醉和无菌术，这使得对脊柱生物力学机制的研究转向了外科手术。1891 年，得克萨斯州的普鲁士外科医生 Berthold Hadra 首次尝试脊柱手术。他试图固定 8 个月大婴儿的第 6 和第 7 颈椎骨折伴脱位。他从枕骨切开至第 1 胸椎，并试图用银线以 8 字形的方式融合固定相邻的棘突（图 1.2）。但他很谦虚地把这归功于 Wilkins，Wilkins 在他之前成功地做了一个类似的手术，治疗了腰椎骨折伴脱位。在 18 世纪和 19 世纪，肺结核发病的大量增加导致了脊柱结核和脊柱畸形的高度流行。这需要通过脊柱内在稳定治疗，进而出现从颈椎开始，逐渐出现形成腰椎稳定的固定。继 Hadra 之后，Chipoult 在 1895 年对 5 例脊柱结核病例进行了相同银线捆绑的内固定。1908 年，Fritz Lange 用金属丝将镀锡钢棒绑在脊柱上；后来，由于腐蚀问题，他放弃了使用钢材。

### 脊柱植骨融合的概念

纽约的 Fred Albee 和 Russel Hibbs 为一位脊柱结核患者进行了腰椎后路植骨融合手术，这为腰椎融合手术奠定了基础。他们于 1911 年发表了这项研究成果。后来，外科医生将这项技术用于脊柱侧弯和脊柱骨折的矫正。这项技术由其他外科医生联合应用髂骨或胫骨等自体骨移植而进一步完善。值得关注的是，Albee 先于 Hibbs 使用骨移植。他比较了骨移植与内部金属夹板的强度，发现因骨的直接吸收和骨萎缩而导致了使用金属棒

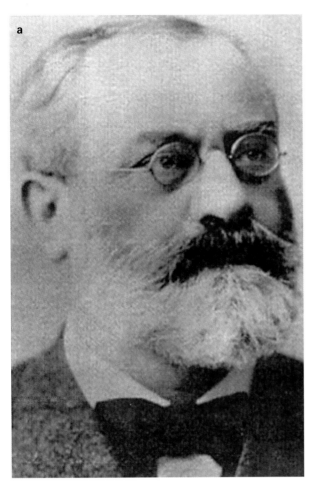
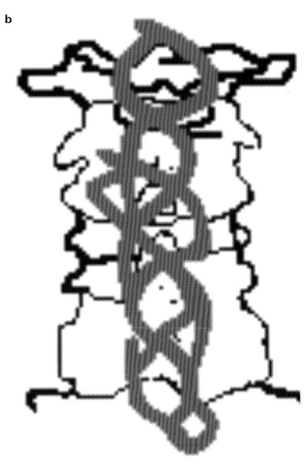

**图 1.2**　a. Berthold Hadra，一位来自普鲁士的外科医生。b. 彻底改变了脊柱外科技术和 8 字形棘间固定

和金属线的内固定术的高失败率。

　　腰椎后路手术越来越受欢迎，应用脊柱内固定器械的病例报道也逐渐开始出现。Campbell 在 1920 年首次描述了通过从髂嵴取三面皮质骨的髂骨块移植到 L4/L5 椎体横突间的自体骨移植进行植骨融合。这是第一种有文献记载的"腰骶融合"技术，为后续的后路脊柱器械技术奠定了基础。然而，移植骨吸收导致的骨不连是该术式的一个主要问题。1933 年，Ghormley 在腰椎横突间使用髂骨自体骨移植进行融合，此后，这成为腰椎融合手术的首选方式，并被当代外科医生广泛应用。

　　1936 年，Venable 和 Stuck 推出了钴铬钼合金内固定物，这是一种惰性金属且耐腐蚀，解决了钢材作为内固定物的主要问题。在 20 世纪 40 年

代末，King 改进了 Hibbs 的技术，通过应用小关节螺钉来固定，他是第一个使用脊柱螺钉固定的学者。采用这种方法，可以立即获得良好的刚性固定，从而避免了长时间的支具固定；但是，小关节的短螺钉固定术后假关节的发生率很高。尽管对该技术进行了多次改进，但假关节的形成仍然是一个无法解决的问题。

## 腰椎间融合术的发展

### 前路腰椎间融合术

　　前路腰椎间融合术首次提出（Burns 和 Capener）

于 20 世纪 30 年代，主要用于治疗腰椎滑脱。1933 年，Burns 通过左侧旁正中切口经腹膜前入路，在第 5 腰椎上钻孔并填充自体移植骨。该术式术后效果良好，但恢复时间较长。这种前路手术具有很大的优势，它能够提供椎间盘良好的中线直视视野和充分的椎间隙处理空间，从而提高了融合率。前路手术也有助于使用最大化的内植物尺寸和体积，从而有利于恢复腰椎前凸和椎间孔高度。Mobbs 等也报道了与前路手术相关的并发症，如逆行性射精、内脏和血管损伤。此外，前路腰椎间融合术因为存在后腹膜挛缩和肠系膜上动脉血栓形成的风险，一般不适用于 L2~L4 椎体水平。

### 后路腰椎间融合术

鉴于腰椎前路手术后有较高的并发症发生率和较长的恢复时间，Briggs 和 Milligan 于 1944 年彻底改进了此项融合手术，将腰椎后路技术与椎体间融合技术相结合，包括进行广泛的椎板切除、小关节切除、椎间盘切除和使用圆形骨钉以维持脊柱稳定性。

这一改进技术后来被 Cloward 采纳，并且在此基础上完成了首例后路腰椎间融合术。他使用了源自髂嵴后的多个小的三面皮质骨的自体骨和源自尸体的同种异体骨，从而使融合率提升至 85%。然而，这种手术并没有流行起来，因为手术难度较大，并不是每个外科医生都能达到他那样的专业水平。一些外科医生调整了此项技术，使后路腰椎间融合术变得更简单、更吸引人，因此目前非常多的外科医生可以熟练掌握后路腰椎间融合术。

费城的脊柱外科医生 Lin，他提出仅使用髂嵴后松质骨进行后路腰椎间融合术，他描述了"单纯浇筑概念"的原理。此概念基于生物力学工程师 Evans 所描述的"旗杆概念"，他指出旗杆应该通过 3 根线固定在地面上，这样才能保持稳定。

在脊柱外科中，腰椎间融合就是这里的"旗杆"，"3 根线"是前纵韧带、小关节以及后方的棘间韧带和棘上韧带。然而，Lin 所提出的结构存在问题，因为单纯植骨融合太过于柔软，早期椎间隙易于沉降导致了椎间孔的狭窄。尽管后续也进行了一些改进，但由于技术难度大、潜在的严重并发症风险和低融合率，单纯后路腰椎间融合术逐渐被淘汰。

Ramani 提出了一种新的椎间融合方式，此术式应用了一种松质骨的混合物（自体骨和异体骨），在椎间隙底部和侧面形成一层 5 mm 厚的植骨层。他为了提高融合率在椎间隙中间添加了两块三面皮质骨的同种异体移植骨和两块源自髂嵴后的双面皮质骨的自体移植骨（图 1.3）。

### 椎弓根螺钉的出现对脊柱生物力学的影响

在椎弓根螺钉出现以前，任何脊柱融合手术后，患者必须保持长时间固定，固定时间取决于不稳定的时间，但一般至少 6 周。医生们常常使用刚性腰部支撑，甚至使用髋锁，并且患者在术后 2 周才能坐起来。术后几个月，才允许患者开始恢复下床活动，但此时，大多数患者往往已对恢复日常工作丧失信心。

Boucher 在 1959 年首次提出了在椎弓根内置入螺钉，但直到 1970 年法国的 Roy Camille 才描述了矢状面穿过脊柱三柱的椎弓根螺钉置入：从关节突穿过椎弓根进入椎体，并将其与钢板结构结合。Paul Harrington 将椎弓根螺钉与他的钉棒系统相结合，该系统最初是为治疗脊柱侧弯而开发的（图 1.4）。Harrington 认为，由于椎间植骨融合和内固定失败是一项竞速比赛，非融合的单纯脊柱内固定通常会导致内固定失败，内固定和植骨融合应该相

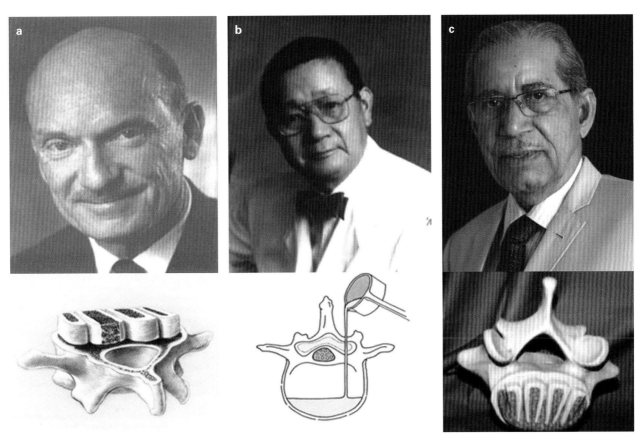

**图 1.3**　a~c. 后路腰椎间融合的 3 种不同结构及其贡献者：Cloward（a）、Lin（b）和 Ramani（c）。在椎间隙底部和边缘有 5 mm 厚的骨混合物，在椎间隙中央有两块三面皮质骨的同种异体移植骨，两边是双面皮质骨的自体移植骨

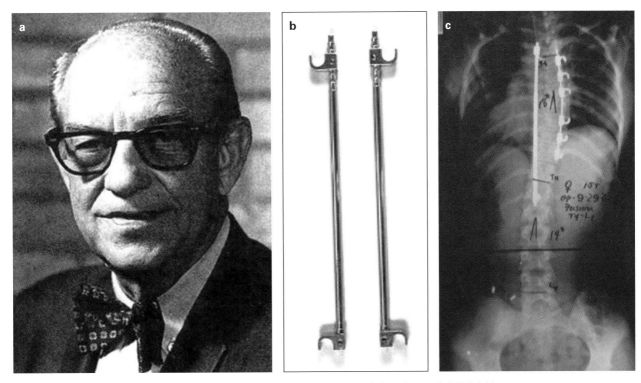

**图 1.4**　a. Paul Harrington。b. 他的钉棒系统。c. 最初开发的联合椎弓根螺钉固定用于治疗脊柱侧弯

结合。这标志着脊柱外科向前迈出了重要一步。

1988 年，一位名叫 Arthur Steffee 的骨科医生将椎弓根螺钉、可调螺钉位置的钢板与椎间融合相结合，以恢复腰椎前柱的负荷（图 1.5）。这提高了局部的稳定性且拥有较高的融合率，使患者可以术后早期活动并使住院时间显著减少。

## 经椎间孔腰椎间融合术

Harms 和 Rolinger 于 1998 年设计了经椎间孔腰椎间融合术，他们经椎间孔入路，置入了一个肾形椎间融合器以实现椎间融合。该入路是通过单侧椎间孔，不涉及椎管，从而预防了术后瘢痕纤维化。与后路腰椎间融合术相比，它的破坏性更小，因此被认为是更安全的技术。

从 20 世纪 70 年代到 80 年代，单独进行椎间植骨融合是一个令人担忧的问题，因为它会在很长一段时间后造成椎间隙的沉降。后来，Bagby 开始引入金属椎间融合器，他在颈椎椎间置入了马蹄形金属椎间融合器。这种手术方式在不同的脊柱外科手术中得到了应用，外科医生为了椎间融合发明了不同类型的椎间融合器。它们最初是用不锈钢制造的，这会干扰磁共振成像。为了解决这个问题，1989 年钛材质被用来代替不锈钢。到目前为止，钛材质已经经受住了时间的考验，钛材质的椎弓根螺钉和椎间融合器目前仍在使用。尽管应用钛材质可以进行磁共振成像，但它仍然会引起伪影，但相对而言，比早期的金属材料引起的伪影要小得多。在一定程度上，使用高分辨率磁共振成像可以克服这一问题，但软组织的显像仍然受到影响。

Williams 于 1987 年引入了另一种叫作聚醚醚酮的材料。它有足够的支撑强度，但它并不足够坚硬，因此没有被大范围使用，特别是在腰椎间融合术中。第一种聚醚醚酮椎间融合器是在 1999 年推出的，具有耐磨、抗疲劳和射线穿透性的特点，然后外科医生开始在颈椎手术中使用它，而在腰椎手术中则不太常见。

## 侧方腰椎间融合术：极外侧腰椎间融合术 / 直接侧方腰椎间融合术

Okuda 等发现后路腰椎间融合术的并发症发

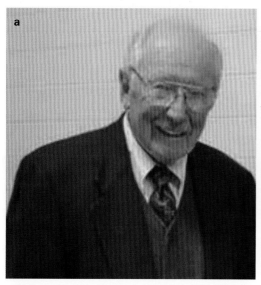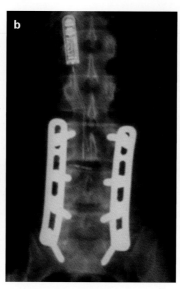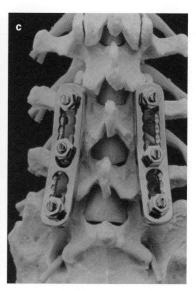

**图 1.5** a. Arthur Steffee。b. 他提出的椎弓根螺钉系统。c. 可调螺钉位置的钢板

生率为 25%，术中最常见的并发症是硬脊膜撕裂，最严重的并发症是术后严重的神经功能受损。尤其是老年患者，手术时间和失血量与较高的并发症发生率有关。因此，需要合适的围手术期管理，减小切口，尽量减少软组织损伤从而降低并发症发生率。Pimenta 等于 2001 年首次提出了腰椎外侧椎间融合术，该融合仅使用两个侧向小切口进入脊柱的前柱。它可以预防前入路手术的许多并发症，包括血管和内脏损伤，或后入路手术的椎旁肌失神经损伤、硬脊膜撕裂和硬脊膜挛缩引起的神经损伤。

## 斜外侧腰椎间融合术

虽然直接侧方腰椎间融合术被提倡为前路腰椎间融合术的微创替代方案，但它经腰大肌入路进入椎间隙，并可能对腰大肌和腰丛神经造成损伤。此外，由于髂嵴的干扰，难以进入 L5~S1 间隙。1997 年，Michael Meyer 描述了一种通过斜外侧入路进入椎间隙进行融合手术的方法。这种入路不侵犯腰大肌，从而最大限度地减少了腰丛神经损伤的风险，并不需要手术期间进行神经电生理监测。他还演示了 L5~S1 节段的斜外侧腰椎间融合术，并认为该手术可以作为一种用于 L2~S1 的所有椎间隙手术的微创方法。

## 微创经椎间孔腰椎间融合术

管状牵开器脊柱系统是 Kevin Foley 和他的同事于 1994 年推出的，目前已常用于微创脊柱手术中。结合其与经皮椎弓根螺钉置入的应用，2005 年微创经椎间孔腰椎间融合术（MIS-TLIF）技术问世，MIS-TLIF 保留了经椎间孔腰椎间融合术的所有优点，同时最大限度地减少了医源性肌肉损伤（保留了自然的脊柱后方张力带）和开放手术引起的瘢痕挛缩等并发症。这些并发症被 Kawaguchi 等称为"融合病"。MIS-TLIF 与开放手术相比，显著降低了短期内的手术并发症发生率。

## 经皮内镜下经椎间孔腰椎间融合术

在过去 10 年中，经皮内镜下经椎间孔腰椎间融合术（MIS-TLIF）获得了广泛的应用；然而，该技术仍然需要在肌肉上开一个切口来放置套管。与此同时，内镜技术在其他外科领域蓬勃发展，其与 MIS-TLIF 具有相同的目标，即实现最少的出血。Endo-TLIF 的应用技术包括经皮内镜技术、双通道内镜技术和显微内镜技术。Endo-TLIF 是脊柱微创手术领域的一项新兴技术，具有组织损伤小、并发症发生率低的优点。然而，目前关于 Endo-TLIF 的研究报道较少，临床安全性和有效性的证据水平很低。

## 总结

腰椎间融合术的手术数量在过去 10 年中逐渐增高，手术技术也有了显著的改进。但更重要的是如何尽量减少组织损伤，这间接推动了新术式的发展。不幸的是，随着新技术的发展，新的挑战不断增加，导致医疗费用负担加重。为了克服这一问题，需要选择符合患者最佳利益的管理计划。

尽管早期的手术具有破坏性较大的缺点，但这些成果教会了我们更好地理解"脊柱生物力学"，并为手术管理策略的演变铺平了道路。我们应该感激过去学者们的贡献，并期待更多新技术的出现。任何进步的最终目的都是提高患者的功能状态，并尽可能减少并发症的发生。

## 参考文献

[1] Hughes JT. The Edwin Smith Surgical Papyrus: an analysis of the first case reports of spinal cord injuries. Paraplegia 1988;26(2):71–82.

[2] Naderi S, Andalkar N, Benzel EC. History of spine biomechanics: part I—the pre-Greco-Roman, Greco-Roman, and medieval roots of spine biomechanics. Neurosurgery 2007;60(2):382–390, discussion 390–391.

[3] Sari H, Misirlioglu TO, Akarirmak U, Hussain S, Kecebas HD. The historical development and proof of lumbar traction used in physical therapy. J Pharm Pharmacol 2014;2:87–94.

[4] Silver JR. History of the Treatment of Spinal Injuries. New York, NY: Springer; 2003.

[5] Robinson DH, Toledo AH. Historical development of modern anesthesia. J Invest Surg 2012;25(3): 141–149.

[6] Hadra BE. Wiring of the spinous processes in Pott's disease. Trans Am Orthop Assoc 1981;4:206.

[7] Chipault A. Travaux De Neurologie Chirurgicale. Paris: L. Battaille; 1986.

[8] Lange F. Support of the spondylotic spine by means of buried steel bars attached to the vertebrae. Am J Orthop Surg (Phila Pa) 1910;8:344.

[9] Albee FH. Transplantation of a portion of the tibia into spine for Pott's disease. JAMA 1911;57:885.

[10] Hibbs RH. An operation for progressive spinal deformities. NY J Med 1911;93:1013.

[11] Campbell W. An operation for extra-articular fusion of sacroiliac joint. Surg Gynecol Obstet 1939;45:218–219.

[12] Ghormley RK. Low back pain with special reference to the articular facets with present attention of an operative procedure. JAMA 1933; 101:1773.

[13] Venable CS, Stuck WG. Three years' experience with vitallium in bone surgery. Ann Surg 1941; 114(2):309–315.

[14] King D. Internal fixation for lumbosacral fusion. J Bone Joint Surg Am 1948;30A(3):560–565.

[15] Mostofi SB. Who's Who in Orthopedics. London: Springer International Publishing; 2005.

[16] Kabins MB, Weinstein JN. The history of vertebral screw and pedicle screw fixation. Iowa Orthop J 1991;11:127–136.

[17] Thompson WAL, Ralston EL. Pseudarthrosis following spine fusion. J Bone Joint Surg Am 1949;31A(2):400–405.

[18] Hsieh PC, Koski TR, O'Shaughnessy BA, et al. Anterior lumbar interbody fusion in comparison with transforaminal lumbar interbody fusion: implications for the restoration of foraminal height, local disc angle, lumbar lordosis, and sagittal balance. J Neurosurg Spine 2007;7(4):379–386.

[19] Phan K, Thayaparan GK, Mobbs RJ. Anterior lumbar interbody fusion versus transforaminal lumbar interbody fusion—systematic review and metaanalysis. Br J Neurosurg 2015;29(5):705–711.

[20] Mobbs RJ, Phan K, Daly D, Rao PJ, Lennox A. Approach-related complications of anterior lumbar interbody fusion: results of a combined spine and vascular surgical team. Global Spine J 2016;6(2):147–154.

[21] Cloward RB. The treatment of ruptured lumbar intervertebral discs by vertebral body fusion. I. Indications, operative technique, after care. J Neurosurg 1953;10(2):154–168.

[22] Lin PM, Cautilli RA, Joyce MF. Posterior lumbar interbody fusion. Clin Orthop Relat Res 1983; (180):154–168.

[23] Evans JH. Biomechanics of lumbar fusion. Clin Orthop Relat Res 1985;(193):38–46.

[24] Ramani PS. Posterior lumbar interbody fusion combined auto- and allograft technique. In: Yonenobu K, Ono K, Takemitsu Y, eds. Lumbar Fusion and Stabilization. Tokyo: Springer; 1993.

[25] Harrington PR, Dickson JH. Spinal instrumentation in the treatment of severe progressive spondylolisthesis. Clin Orthop Relat Res 1976; (117):157–163.

[26] Harrington PR, Tullos HS. Reduction of severe spondylolisthesis in children. South Med J 1969; 62(1):1–7.

[27] Suk SI, Lee CK, Kim WJ, Lee JH, Cho KJ, Kim HG. Adding posterior lumbar interbody fusion to pedicle screw fixation and posterolateral fusion after decompression in spondylolytic spondylolisthesis. Spine 1997;22(2):210–219, discussion 219–220.

[28] Harms JG, Jeszenszky D. Die posteriore, lumbale, interkorporelle Fusion in unilateraler transforaminaler Technik. Oper Orthop Traumatol 1998;10(2):90–102.

[29] Harms J, Rolinger H. A one-stager procedure in operative treatment of spondylolistheses: dorsal traction-reposition and anterior fusion (author's transl) [in German]. Z Orthop Ihre Grenzgeb 1982;120(3):343–347.

[30] Bagby GW. Arthrodesis by the distractioncompression method using a stainless steel implant. Orthopedics 1988;11(6):931–934.

[31] Kuslich SD, Ulstrom CL, Griffith SL, Ahern JW, Dowdle JD. The Bagby and Kuslich method of lumbar interbody fusion. History, techniques, and 2-year follow-up results of a United States prospective, multicenter trial. Spine 1998;23(11):1267–1278, discussion 1279.

[32] Ray CD. Threaded titanium cages for lumbar interbody fusions. Spine 1997;22(6):667–679, discussion 679–680.

[33] William D, Mc Namara A, Turner R. Potential of polyether ether ketone (PEEK) and carbon fiber reinforced peek in medical applications. J Mater Sci Lett 1987;18:267–272.

[34] Brantigan JW, Steffee AD, Lewis ML, Quinn LM, Persenaire JM. Lumbar interbody fusion using the Brantigan I/F cage for posterior lumbar interbody fusion and the variable pedicle screw placement system: two-year results from a Food and Drug Administration investigational device exemption clinical trial. Spine 2000;25(11):1437–1446.

[35] Kurtz SM, Devine JN. PEEK biomaterials in trauma, orthopedic, and spinal implants. Biomaterials 2007;28(32):4845–4869.

[36] Okuda S, Oda T, Miyauchi A, et al. Lamina horizontalization and facet tropism as the risk factors for adjacent segment

degeneration after PLIF. Spine 2008;33(25):2754–2758.

[37] Salzmann SN, Shue J, Hughes AP. Lateral lumbar interbody fusion-outcomes and complications. Curr Rev Musculoskelet Med 2017;10(4): 539–546.

[38] Mayer HM. A new microsurgical technique for minimally invasive anterior lumbar interbody fusion. Spine 1997;22(6):691–699, discussion 700.

[39] Schwender JD, Holly LT, Rouben DP, Foley KT. Minimally invasive transforaminal lumbar interbody fusion (TLIF):

technical feasibility and initial results. J Spinal Disord Tech 2005; 18(Suppl):S1–S6.

[40] Kawaguchi Y, Matsui H, Tsuji H. Back muscle injury after posterior lumbar spine surgery. A histologic and enzymatic analysis. Spine 1996; 21(8):941–944.

[41] Ahn Y, Youn MS, Heo DH. Endoscopic transforaminal lumbar interbody fusion: a comprehensive review. Expert Rev Med Devices 2019; 16(5):373–380.

# 第 2 章
# 腰椎间融合术的适应证

*Satish Rudrappa, Ramachandran Govindasamy, Veeramani Preethish-Kumar*

毛 凯 于 洋 宋 凯 王 征 / 译 邵 哲 / 审校

## 引言

腰椎间融合术（Lumbar Interbody Fusion，LIF）是一种公认可用于治疗多种腰椎疾病的术式，该技术包括将一节腰椎与另一节腰椎融合，从而矫正不稳定的节段。该手术通过在椎间盘间隙放置融合器，恢复椎间盘高度和腰椎前凸生理曲度的同时实现神经减压。实施 LIF 手术的方法有多种，以横突为界可将其大致分为前路手术和后路手术（图 2.1）。前路腰椎间融合术（Anterior Lumbar Interbody Fusion，ALIF）、前路腰大肌 / 斜外侧腰椎间融合术（Anterior to Psoas/Oblique Lumbar Interbody Fusion，ATP/OLIF）和经腰大肌 / 侧方腰椎间融合术（Lateral Lumbar Interbody Fusion，LLIF）是通过腹膜后通道在横突前方进入椎间盘和置入椎间融合器的前入路亚型。后路腰椎间融合术（Posterior Lumbar Interbody Fusion，PLIF）和经椎间孔腰椎间融合术（Transforaminal Lumbar Interbody Fusion，TLIF）包括处理椎间盘和椎间融合器的置入。尽管还有其他几种 LIF 的手术方法，但上述方法在临床实践中最为常见，因为它们具有较为广泛的适应证。尽管每一种手术都有其特定的优缺点，并且已被多数研究者们充分证实；然而，到目前为止，还没有明确的 I 类证据证明哪一种方法在临床结果和融合率方面明显优于其他方法。在本章中，我们将讨论 LIF 的各种适应证，以及不同方法的优点 / 缺点。

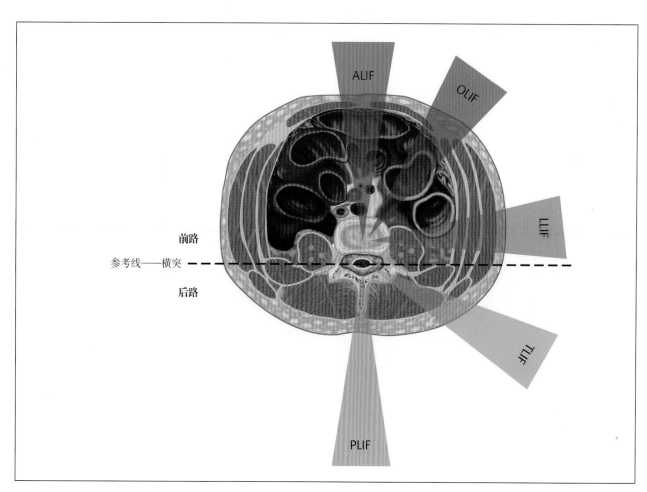

**图 2.1**　各种类型的腰椎间融合术

# 适应证（表 2.1）

椎间融合术最常见的适应证是"退行性病变"，常见的病理类型是腰椎滑脱，即一个椎体相对相邻椎体产生滑移，导致背部疼痛和神经症状。其他适应证包括腰椎峡部裂、退行性腰椎间盘疾病、腰椎间盘突出、脊柱侧弯、邻近节段退变、椎板切除术后不稳、假关节、椎间盘炎等。

是否对退变患者使用椎间融合术通常需考虑一些影响因素（方框 2.1）。

## 轻度退行性腰椎滑脱

此种病变多见于 70 岁以上人群，尤其是女性。滑脱通常发生在 L4~L5 椎体水平，由于关节突关节退变，上位椎体滑移到另一个椎体上。神经受压是多种因素共同作用的结果，包括黄韧带增生、关节突关节增生、椎间盘突出、椎间隙变窄等。

退变性腰椎滑脱的手术治疗经历了从单纯椎管减压、横突间融合术到微创手术（MIS）的发展过程，包括 MIS-TLIF、MIS-LLIF 和 MIS-OLIF。

**方框 2.1** 退行性腰椎疾病椎间融合的影响因素

- 腰椎滑脱的类型和等级
- 双侧侧隐窝和椎间孔狭窄程度（关节突关节增生）
- 中央椎管狭窄程度（黄韧带增生肥厚）
- 冠状位和矢状位失衡
- 既往手术有 / 无置入融合器

手术方式的选择取决于多种因素，一般情况下，椎间隙狭窄明显、椎管狭窄程度轻至中度的患者，推荐采用前路 / 外侧入路手术（图 2.2）。与前路手术相比，后路手术的优势在于可以 360° 进入椎管内。中央椎管重度狭窄（韧带增生肥厚和跛行）、手术有较高硬脊膜和神经根损伤风险的病例，PLIF 是首选方案（图 2.3）。经椎间孔腰椎间融合术（TLIF）对于侧隐窝狭窄（关节突关节增生和神经根受压）且硬脊膜损伤风险较小的病例，具有重要价值（图 2.4）。在所有前路手术中，ALIF 能够最大限度地矫正腰椎前凸。LLIF 与 ALIF 相似，由于能够使用比较大的椎间融合器，因此可以获得良好的机械稳定性，滑脱复位效果更好。多项研究表明，不同手术方式在融合率方面没有显著差异，但并发症发生率方面有明显差异，如

**表 2.1** 根据适应证选择手术方式

| 病理类型 | LIF 类型 | 原因 |
| --- | --- | --- |
| 轻度退行性腰椎滑脱 | PLIF/TLIF | 中央椎管狭窄 / 侧隐窝狭窄 |
| 成人脊柱畸形（退行性脊柱侧弯和平背畸形） | ALIF/OLIF/DLIF | 更大的融合器——更好的矢状位矫正 |
| 重度腰椎滑脱 | PLIF | 单节段 / 多节段安全 |
| 与背痛相关的退行性椎间盘疾病 | ALIF | 保留肌肉入路 |
| 假关节 | 环形 | 基于既往手术 |
| 椎间盘炎 | PLIF/TLIF | 神经减压的安全操作 |

缩写：ALIF，前路腰椎间融合术；DLIF，直接侧方腰椎间融合术；OLIF，斜外侧腰椎间融合术；PLIF，后路腰椎间融合术；TLIF，经椎间孔腰椎间融合术

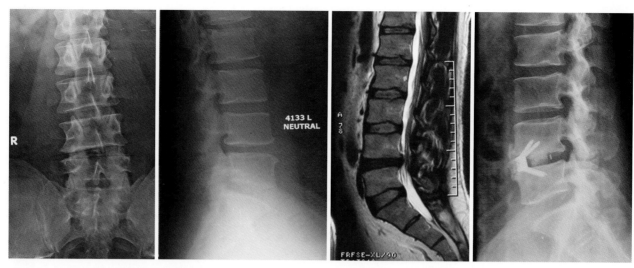

**图 2.2** L4~L5 椎间盘退变患者，椎间盘高度降低，椎管轻度狭窄，行前路腰椎间融合术治疗

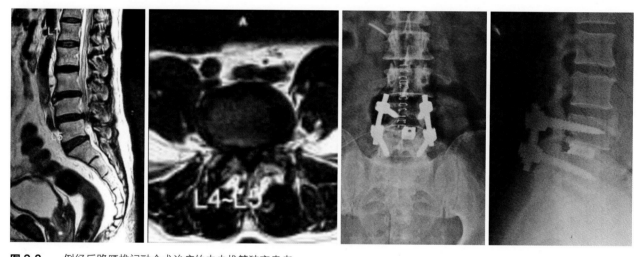

**图 2.3** 一例经后路腰椎间融合术治疗的中央椎管狭窄患者

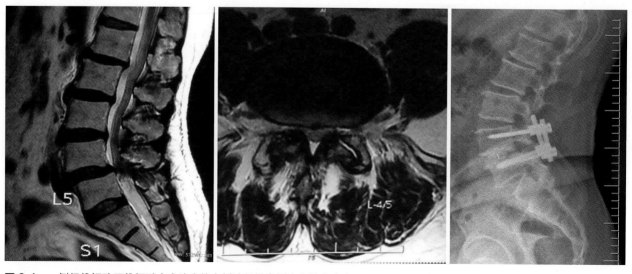

**图 2.4** 一例经椎间孔腰椎间融合术治疗的右侧神经根病侧隐窝狭窄患者

ALIF 后血管损伤多见，PLIF 后硬脊膜撕裂多见。

随着微创技术的进步和对其认识的加深，神经根炎、硬脊膜损伤等并发症的发生率有所降低，并且患者住院时间更短，出血更少，止痛效果更为明显。尽管微创手术植入物的花费高于开放手术，但一些研究表明，两种手术方式的总体花费几乎相同。对于冠状位和矢状位序列正常的单节段退行性腰椎滑脱患者，作者建议结合医生的实际情况，采用后路微创手术或开放 TLIF/PLIF。

## 成人脊柱畸形（退行性脊柱侧弯和平背畸形）

随着年龄的增长，椎间盘、关节突关节的退变以及骨质疏松，常常导致冠状位和矢状位的脊柱畸形（ASD）。矢状位畸形包括平背、后凸畸形，常导致患者出现背部疼痛、姿态异常和不能平视，最终导致严重功能障碍。继发性脊柱侧弯是一种由于关节突关节和椎间盘不对称退变而形成的冠状位畸形，可能会导致神经受损，尤其是在侧弯畸形的凹侧。

在术前矢状位和冠状位失衡的患者中，常发生假关节、邻近节段骨折伴后凸畸形、邻近节段退变等，进而导致脊柱不稳和椎管狭窄。在治疗此类患者时，必须仔细考虑脊柱平衡相关参数的影响。与后路手术相比，前路手术如 ALIF、LLIF 或 OLIF，具有血量少、手术时间短、可直视椎间盘、处理椎间盘更彻底、撑开的椎间空间更大等优点。在脊柱前方负载区放置较大的椎间融合器有助于恢复腰椎前凸，能获得更好的冠状位和矢状位平衡以及更短的固定节段（图 2.5）。前路手术通常辅以后路手术，如椎弓根螺钉内固定，以达到良好的脊柱减压效果。Crandall 和 Revella 在他们的前瞻性非随机研究中，对 20 例患者进行了前路腰椎间融合术，其融合率更高（80%），ODI 评分和 VAS 评分的改善与其他研究相似。

ASD 因高龄、基础疾病、大量失血、手术部位感染和骨质疏松等因素变得十分复杂。随着 MIS

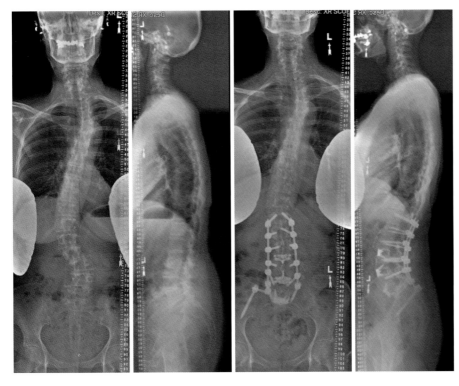

**图 2.5**　联合行前路腰椎间融合术和后路腰椎间融合术的成人脊柱畸形患者脊柱全长站立位 X 线片

技术的发展，如 OLIF/DLIF/ 经皮内固定技术的发展，在高龄 ASD 患者中，并发症发生率降低到12.1%。一些研究人员基于矢状位参数开发了微创脊柱矫形手术，即 MIS/ 开放 LIF，使我们有了更多的手术方式选择。虽然手术过程很复杂，但效果显著，能够提高患者生活质量。作者建议重度脊柱畸形中采用后路脊柱内固定术，无论是否进行减压和使用前路技术。

## 重度腰椎滑脱

重度腰椎滑脱是指 Meyerding 分级中滑脱 50%以上（即Ⅲ、Ⅳ、Ⅴ度）的滑脱，病因通常为发育不良。发育不良的特点是 L5 椎体呈梯形，椎弓根较小，骶骨拱起，峡部延长或断裂，脊柱裂，关节突关节发育不良或生长不全。一般来说，考虑到减压复位过程中可能发生的神经损伤，此类滑脱常采用原位后外侧融合术、腓骨移植术或经椎间盘螺钉固定等方法治疗，但文献报道骨不连的发生率较高。与此不同的是，滑脱复位后椎间融合的接触面积较大，矢状位相对平衡，内植物位于受压侧，因此融合率较高。

在后入路切开复位椎间融合术中，行 L5 神经根减压，必要时适当置入 L2/L3 或 L4 螺钉分散应力，置入 L5 螺钉进行复位，双侧 L5~S1 关节突需完全切除，骶骨部分截骨，置入融合器进行椎间融合都是手术的重要步骤。有一项超过 10 年的长期研究表明，融合和合适的矢状位平衡，在单纯后路手术中十分重要。尽管微创手术的要求较高，但其只对Ⅱ度和Ⅲ度的腰椎滑脱安全有效，不适用于Ⅳ度和Ⅴ度的滑脱。

ALIF 可减少滑脱，保持高度，对出口根起到减压作用。可采用螺钉和融合器一体化的方式进行固定、前路钢板固定、后路经皮螺钉固定等方法实现脊柱稳定。作者建议针对 L5~S1 节段的重度腰椎滑脱行 L4~S1 椎间融合术（TLIF/PLIF）治疗，而 ALIF/LLIF 可能不是理想的选择，因为很难通过前路手术矫正重度腰椎滑脱。

## 与背痛相关的退行性椎间盘疾病

与背痛相关的退行性椎间盘疾病的融合治疗优于保守治疗的适应证超出了本书的范围。在有适应证的情况下，ALIF 略优于其他手术方式，这是由于其手术入路对肌肉（椎旁肌和腰大肌）无伤害，且能够更彻底去除椎间盘和疼痛感受器。在退行性椎间盘疾病（DDD）中，潜在的疼痛诱因继发于新的神经支配（新生血管、神经元与无髓神经纤维的穿透以及 Schwann 细胞的生长）。部分有根性病变的患者也能从前路手术中获益，因为它能够恢复椎间盘高度，从而恢复椎间孔高度，间接地给神经进行减压。

## 假关节

假关节是指一个椎体与另一个椎体融合失败，通常发生在手术后，在保守治疗失败的情况下需要进行二次手术。在融合器置入失败的情况下，诊断相对明显，但在一些通过计算机断层扫描（CT）/X 线检查不能明确的情况下，手术可能是一种"排除性诊断"。二次手术应避免技术上的错误，用更好的置入材料来避免生物力学上的失败，并应改善生物环境。在后路融合术失败的情况下，从前路进行手术是更好的选择，因为再次从后路进行手术可能会导致硬膜损伤和其他并发症。前路手术中血管和内脏损伤的可能性也较高，但尚无明确的共识。ALIF 术式具有更大的术野、良好的终板区域血运、内植物的负荷加压等优点，因此具有较高的融合率。手术方式的选择应根据具体情况而定，例如，应用后路手术则不能取出

OLIF/ALIF 融合器。

　　但无论选择何种手术方式，矫正生物力学、清理接触面以改善局部生物环境、使用更好的置入材料是实现融合的必要条件（图 2.6）。作者建议对假关节的患者采用前后入路联合手术。

### 椎间盘炎

　　椎间盘炎是椎间盘和终板的感染，可以是结核性、化脓性、真菌性等类型，多继发于血行性、直接性或医源性传播。最常见的治疗方法是基于微生物的抗生素保守治疗。只有在椎体不稳定、抗生素治疗无效、神经功能缺陷、硬膜外脓肿、畸形和椎骨广泛破坏 > 50%（图 2.7）的情况

下才建议手术。治疗的目的是彻底清除病变的椎间盘，实现多节段的融合。Lin 等对 22 例化脓性椎间盘炎患者行前路小切口病灶清除 + 后路经皮椎弓根螺钉椎间融合术，术中出血少，术后并发症可控，疗效满意。Senthil 等对 27 例化脓性椎间盘炎患者进行的极外侧腰椎间融合术（XLIF）也获得了类似的结果，并使患者能够获得早期恢复。后路手术的支持者认为，对于这种慢性脊柱椎间盘炎，前路手术可能会因局部骨硬化和萎缩而导致并发症发生。Meng-lin Lu 等采用后路 TLIF 和髂骨移植治疗 30 例不同微生物［MRSA（耐甲氧西林金黄色葡萄球菌）–7，TB–3］导致的脊柱椎间盘炎。全部病例感染均被治愈，82.1% 的病例具有坚强的骨性融合，10.7% 的病例融合不牢固，7.2%

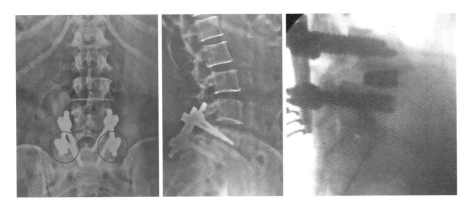

**图 2.6**　X 线片显示重度 L5~S1 椎体滑脱的内固定失败伴假关节

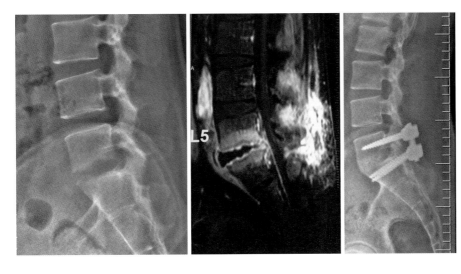

**图 2.7**　一例医源性化脓性椎间盘炎，采用自体骨移植后路腰椎间融合术治疗

的病例骨不融合。在大多数研究中，由于生物被膜形成的风险，植骨材料被单独用于化脓性椎间盘炎，并不放在融合器中。但 Shetty 等报道了 27 例化脓性椎间盘炎患者中，有 17 例使用了金属融合器且十分安全，这些化脓性椎间盘炎患者并未发生植入物移位 / 松动、假关节，并且感染得到彻底清除，融合牢固。

## 术前评估

为了得到满意的手术治疗效果，仔细甄选患者是十分重要的。例如，对于继发于 DDD 的慢性下腰痛患者，必须首先尝试包括心理治疗在内的保守措施，并通过椎间盘造影证实疼痛产生的原因。进一步的术前评估是选择患者获得最满意治疗效果的手术方式，根据腰椎融合节段，分析每种手术方式的限制因素（表 2.2）。

需详细评判患者的临床症状，必须充分考虑到椎体结构和神经方面的因素。必须对整个脊柱进行站立位 X 线检查、动态 X 线检查、CT 检查和磁共振成像（MRI）检查，以进行详细评估。必须仔细研究是中央管、侧隐窝还是椎间孔区域的

神经损伤或是继发于黄韧带肥厚、关节突关节和（或）椎间盘脱出等造成的狭窄，以选择合适的手术方式。对于成人脊柱畸形，需测量椎间盘高度、位移程度、滑脱程度、脊柱侧弯、后凸程度、矢状位平衡、腰骶角、骨盆参数、Cobbs 角等参数。例如，峡不连 Ⅲ 度腰椎滑脱患者，腰椎横向不稳导致神经根病，合并椎间盘高度降低，适合选择前路行 OLIF 和后路经皮椎弓根螺钉内固定术（图 2.8）。退行性 Ⅰ 级腰椎滑脱患者，黄韧带肥厚导致神经源性跛行，适合选择 PLIF。术前评估还应包括手术入路的可行性因素，如：在 OLIF 手术中，应确定腰肌与血管之间的有效间隙＞ 8 mm；在 ALIF 手术中，应确定主动脉分叉的水平；在 PLIF 手术中，应考虑有可能存在的连体神经等异常神经根的情况；在 DLIF 手术中，确定髂嵴和肋骨水平（图 2.9）。

## 禁忌证

严重的骨质疏松是腰椎间融合术的禁忌证，这将会影响植入物的安全性。其他禁忌证是特定于所使用的手术类型，可能会使某一手术方式不

表 2.2　基于水平的建议

| 选择 / 水平 [a] | T12~L1 | L1~L2 | L2~L3 | L3~L4 | L4~L5 | L5~S1 |
|---|---|---|---|---|---|---|
| PLIF | − | ++ | +++ | ++++ | ++++ | ++++ |
| TLIF | ++ | ++++ | ++++ | ++++ | ++++ | ++++ |
| DLIF | +++ | ++++ | ++++ | ++++ | ++++ | − |
| OLIF | − | ++ | +++ | ++++ | ++++ | ++ |
| ALIF | − | − | ++ | +++ | ++++ | ++++ |

缩写：ALIF，前路腰椎间融合术；DLIF，直接侧方腰椎间融合术；OLIF，斜外侧腰椎间融合术；PLIF，后路腰椎间融合术；TLIF，经椎间孔腰椎间融合术

a：在假设矢状位平衡正常的情况下，基于入路可行性的选择

注：限制因素——PLIF：中央马尾；DLIF/OLIF：胸廓、髂骨；TLIF：神经根；ALIF：主要血管

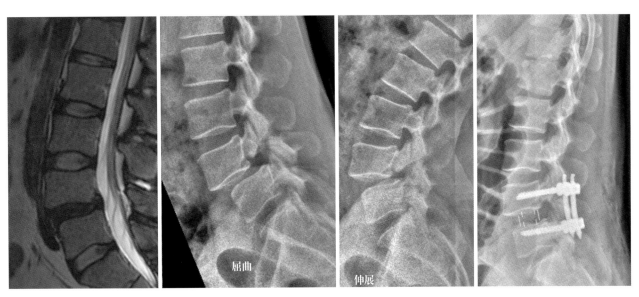

**图 2.8**　OLIF 联合微创经皮椎弓根螺钉内固定术治疗 L4~L5 退变性滑脱

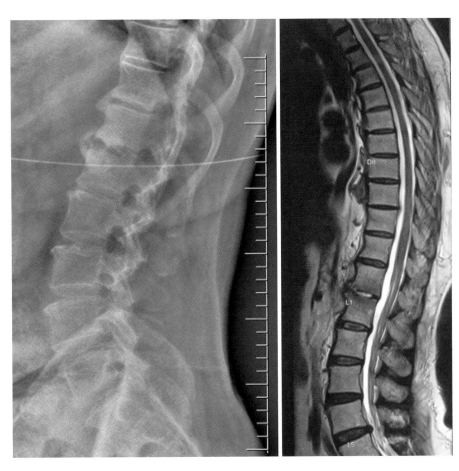

**图 2.9**　T12~L1 椎间盘炎的 X 线片：由于肋骨胸膜等限制无法进行 OLIF/LLIF

可行，或让手术变得异常复杂。例如，有效通道 < 10 mm 对于 OLIF 是禁忌证（图 2.10），重度滑脱和椎间盘间隙变小是 MIS-TLIF 的禁忌证。在有主动脉粥样硬化 / 主动脉瘤、术后腹膜后瘢痕形成、放疗等情况下，前路手术可能会导致严重的血管损伤，因此在这些情况下最好避免使用 ALIF。

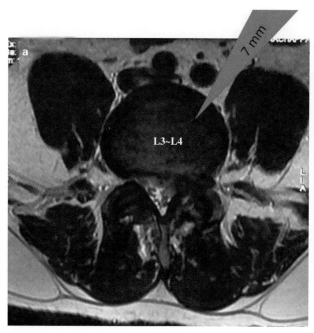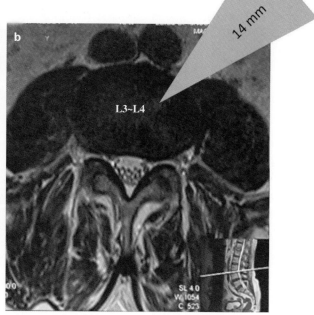

**图 2.10**　大血管与腰肌之间的有效通道。a. 间隙不足（< 10 mm）是 OLIF 的禁忌证。b. 间隙充分（> 10 mm）是 OLIF 的适应证

## 结论

腰椎间融合术最常见的适应证是退行性变、感染、发育性病变，此外在特定情况下也可以适用于肿瘤、创伤等。具体融合方式的选择取决于病理类型和分级，以及该术式的可行性。一般而言，退行性脊柱侧弯和平背畸形或与背痛相关的退行性椎间盘疾病患者，需要更好的脊柱矫形，可以通过前路手术（ALIF/DLIF/OLIF）来治疗。而那些需要神经减压的患者，则可以通过后路手术（PLIF/TLIF）来更好地治疗。虽然人们倾向于为特定的患者选择一种特定的手术方式，但并没有明确的研究证明哪一种方法更具优势。

## 要点

· TLIF（开放 /MIS）是目前应用最广泛的椎间融合术，其可用于治疗多种病理类型且均可获得满意疗效。

· ALIF 是椎间盘源性背痛和 L5~S1 脊柱病变的合适可行的选择。

· OLIF 和 LLIF 是治疗成人脊柱畸形的最佳微创手术，可以很好地恢复脊柱平衡。

· 外侧入路更适合翻修手术融合。

## 参考文献

[1]　Derman PB, Albert TJ. Interbody fusion techniques in the surgical management of degenerative lumbar spondylolisthesis. Curr Rev Musculoskelet Med 2017;10(4):530–538.

[2]　Mobbs RJ, Phan K, Malham G, Seex K, Rao PJ. Lumbar interbody fusion: techniques, indications and comparison of interbody fusion options including PLIF, TLIF, MI-TLIF, OLIF/ATP, LLIF and ALIF. J Spine Surg 2015;1(1):2–18.

[3]　Lan T, Hu SY, Zhang YT, et al. Comparison between posterior lumbar interbody fusion and transforaminal lumbar interbody fusion for the treatment of lumbar degenerative diseases: a systematic review and meta-

analysis. World Neurosurg 2018;112:86–93.

[4] Fleege C, Rickert M, Rauschmann M. The PLIF and TLIF techniques. Indication, technique, advantages, and disadvantages [Article in German]. Orthopade 2015;44(2):114–123.

[5] Sudhir G, Vignesh Jayabalan S, Gadde S, Venkatesh Kumar G, Karthik Kailash K. Analysis of factors influencing ligamentum flavum thickness in lumbar spine: a radiological study of 1070 disc levels in 214 patients. Clin Neurol Neurosurg 2019;182:19–24.

[6] Sembrano JN, Yson SC, Horazdovsky RD, Santos ER, Polly DW Jr. Radiographic comparison of lateral lumbar interbody fusion versus traditional fusion approaches: analysis of sagittal contour change. Int J Spine Surg 2015;9:16.

[7] Liu J, Deng H, Long X, et al. A comparative study of perioperative complications between transforaminal versus posterior lumbar interbody fusion in degenerative lumbar spondylolisthesis. Eur Spine J 2016;25(5):1575–1580.

[8] Zhang Q, Yuan Z, Zhou M, Liu H, Xu Y, Ren Y. A comparison of posterior lumbar interbody fusion and transforaminal lumbar interbody fusion: a literature review and meta-analysis. BMC Musculoskelet Disord 2014;15:367.

[9] Watkins RG IV, Hanna R, Chang D, Watkins RG III. Sagittal alignment after lumbar interbody fusion: comparing anterior, lateral, and transforaminal approaches. J Spinal Disord Tech 2014;27(5): 253–256.

[10] Ko MJ, Park SW, Kim YB. Correction of spondylolisthesis by lateral lumbar interbody fusion compared with transforaminal lumbar interbody fusion at L4-5. J Korean Neurosurg Soc 2019; 62(4):422–431.

[11] Wang J, Zhou Y, Zhang ZF, Li CQ, Zheng WJ, Liu J. Comparison of one-level minimally invasive and open transforaminal lumbar interbody fusion in degenerative and isthmic spondylolisthesis grades 1 and 2. Eur Spine J 2010;19(10):1780–1784.

[12] Lucio JC, Vanconia RB, Deluzio KJ, Lehmen JA, Rodgers JA, Rodgers W. Economics of less invasive spinal surgery: an analysis of hospital cost differences between open and minimally invasive instrumented spinal fusion procedures during the perioperative period. Risk Manag Healthc Policy 2012;5:65–74.

[13] Parker SL, Adogwa O, Bydon A, Cheng J, McGirt MJ. Cost-effectiveness of minimally invasive versus open transforaminal lumbar interbody fusion for degenerative spondylolisthesis associated low-back and leg pain over two years. World Neurosurg 2012;78(1-2):178–184.

[14] Glassman SD, Bridwell K, Dimar JR, Horton W, Berven S, Schwab F. The impact of positive sagittal balance in adult spinal deformity. Spine 2005;30(18):2024–2029.

[15] Dangelmajer S, Zadnik PL, Rodriguez ST, Gokaslan ZL, Sciubba DM. Minimally invasive spine surgery for adult degenerative lumbar scoliosis. Neurosurg Focus 2014;36(5):E7.

[16] Manwaring JC, Bach K, Ahmadian AA, Deukmedjian AR, Smith DA, Uribe JS. Management of sagittal balance in adult spinal deformity with minimally invasive anterolateral lumbar interbody fusion: a preliminary radiographic study. J Neurosurg Spine 2014;20(5):515–522.

[17] Crandall DG, Revella J. Transforaminal lumbar interbody fusion versus anterior lumbar interbody fusion as an adjunct to posterior instrumented correction of degenerative lumbar scoliosis: three year clinical and radiographic outcomes. Spine 2009;34(20):2126–2133.

[18] Pateder DB, Kebaish KM, Cascio BM, Neubaeur P, Matusz DM, Kostuik JP. Posterior only versus combined anterior and posterior approaches to lumbar scoliosis in adults: a radiographic analysis. Spine 2007;32(14):1551–1554.

[19] Isaacs RE, Hyde J, Goodrich JA, Rodgers WB, Phillips FM. A prospective, nonrandomized, multicenter evaluation of extreme lateral interbody fusion for the treatment of adult degenerative scoliosis: perioperative outcomes and complications. Spine 2010;35(26, Suppl):S322–S330.

[20] Choy W, Miller CA, Chan AK, Fu K-M, Park P, Mummaneni PV. Evolution of the minimally invasive spinal deformity surgery algorithm: an evidence-based approach to surgical strategies for deformity correction. Neurosurg Clin North Am 2018;29(3):399–406.

[21] Sudarshan PK, Suthar HR, Varma VK, Krishnan A, Hegde SK. Long-term experience with reduction technique in high-grade spondylolisthesis in the young. Int J Spine Surg 2018;12(3):399–407.

[22] Rajakumar DV, Hari A, Krishna M, Sharma A, Reddy M. Complete anatomic reduction and monosegmental fusion for lumbar spondylolisthesis of Grade II and higher: use of the minimally invasive "rocking" technique. Neurosurg Focus 2017;43(2):E12.

[23] Mobbs RJ, Loganathan A, Yeung V, Rao PJ. Indications for anterior lumbar interbody fusion. Orthop Surg 2013;5(3):153–163.

[24] Etminan M, Girardi FP, Khan SN, Cammisa FP Jr. Revision strategies for lumbar pseudarthrosis. Orthop Clin North Am 2002;33(2):381–392.

[25] Lin Y, Li F, Chen W, Zeng H, Chen A, Xiong W. Single-level lumbar pyogenic spondylodiscitis treated with mini-open anterior debridement and fusion in combination with posterior percutaneous fixation via a modified anterior lumbar interbody fusion approach. J Neurosurg Spine 2015;23(6):747–753.

[26] Shetty AP, Aiyer SN, Kanna RM, Maheswaran A, Rajasekaran S. Pyogenic lumbar spondylodiscitis treated with transforaminal lumbar interbody fusion: safety and outcomes. Int Orthop 2016; 40(6):1163–1170.

[27] Quillo-Olvera J, Lin GX, Jo HJ, Kim JS. Complications on minimally invasive oblique lumbar interbody fusion

at L2-L5 levels: a review of the literature and surgical strategies. Ann Transl Med 2018;6(6):101037.

[28] Burke SM, Safain MG, Kryzanski J, Riesenburger RI. Nerve root anomalies: implications for transforaminal lumbar interbody fusion surgery and a review of the Neidre and Macnab classification system. Neurosurg Focus 2013;35(2):E9.

[29] Tannoury T, Kempegowda H, Haddadi K, Tannoury C. Complications associated with minimally invasive anterior to the psoas (ATP) fusion of the lumbosacral spine. Spine 2019. doi: 10.1097/ BRS.0000000000003071. [Epub ahead of print].

# 第 3 章
# 开放腰椎间融合术的概述与技术要点

*K. W. Janich, S. N. Kurpad*

廖文胜 / 译　邵　哲 / 审校

- ➤ 引言
- ➤ 适应证
- ➤ 禁忌证
- ➤ 手术技巧
  - · 术前注意事项与计划
  - · 麻醉
  - · 抗生素预防应用
  - · 体位
  - · 手术步骤
- ➤ 术后护理
- ➤ 结论
- ➤ 技巧

## 引言

1953 年，Cloward 首次提出后路腰椎间融合术（PLTF）。此后，该术式出现了多种变化，比如：经椎间孔融合、直接外侧融合、斜外侧融合、极外侧融合、前外侧融合，以及其他微创融合方式。1998 年，Harms 和 Jeszensky 借助新型椎间融合器，首次提出并实现了经椎间孔腰椎间融合（TLIF）手术。该术式最初旨在降低神经根因术中牵拉导致损伤。比较 TLIF、PLIF 以及后外侧融合的前瞻性与回顾性研究数据表明，TLIF 手术具有缩短手术时间和减少手术出血量的优点。出于对治疗效果的担忧，TLIF 手术还与其他形式的融合手术的疗效进行比较，结果发现该术式具有更好的效果。

## 适应证

TLIF 手术的一般适应证是同时需要前方减压和融合的患者，所以该术式适合大部分腰椎病变。

表现为神经根症状和椎管狭窄症状的腰椎滑脱患者通过手术治疗可以取得满意效果，而且，融合相比于单纯减压的效果更好，尤其对于存在术前背部疼痛的患者。关于融合的方式选择，Levin 等指出尽管 TLIF 手术延长了手术时间，但相比于后外侧融合，其治疗效果更为确切。

腰椎间盘病变特别适用 TLIF 手术。对于需要切除关节突关节的外侧椎间盘突出或椎间孔突出患者，以及脊柱失稳患者，TLIF 手术是一种合适可行的选择。对于初次减压失败，复发性椎间盘突出患者，TLIF 亦具有很强的吸引力。同样，椎间盘突出伴失稳性腰背痛是 TLIF 的另一种适应证。

## 禁忌证

当 TLIF 手术中需要松解和牵拉神经时，必须要考虑解剖的限制因素。首先必须考虑的是脊髓和圆锥的位置。神经根牵拉是造成暂时性神经根病或神经功能损伤的常见原因，而脊髓或圆锥的牵拉则可能导致灾难性的永久性神经功能障碍。因此，外科医生在进行手术之前必须评估圆锥的位置或是否存在异常情况，比如脊髓栓系。

与其他融合手术相似，TLIF 手术存在多种相对禁忌证。已经证实，吸烟史显著增加手术风险，比如发生伤口不愈合、出血及假关节形成等。长期使用类固醇药物会导致不良结果，如果需要融合，需与此类患者就融合的替代方案以及潜在并发症风险进行详细的交流。必须对无论何种原因引起的骨质质量不佳患者进行详细的术前讨论。术前大量使用阿片类药物的患者需要谨慎对待，因为他们术后疼痛缓解情况往往不如未服用阿片类药物患者。

## 手术技巧

### 术前注意事项与计划

与其他腰椎间融合术一样，TLIF 手术同样适用相似的术前评估。确保患者采用最优的手术方式是首要关注的问题，但外科医生也必须确保将手术风险降至最低。首先也是最重要的一点，术前患者必须戒烟，实验室检查（比如尼古丁或者一氧化碳水平）可以再次证实这一点。此外，患者术前也必须暂停服用非甾体类抗炎药（NSAIDs），以避免由此类药物所引起的形成术后假关节和导致骨愈合延迟的风险。许多患者术前长期服用阿司匹林或其他抗血小板药物或抗凝剂，由于存在出血风险，因此，他们服用此类药物的原因需要明确，以决定是否应停止、减少或继续服用。

TLIF 手术计划的关键是通过术前仔细阅片，以避免意外发生。最重要是发现腰骶移行椎，以避免手术节段错误。预先确定骨缺损（尤其是先前腰椎手术所导致的骨缺损）的位置，以及它们与硬膜囊的关系，可以将脑脊液漏的风险降至最低。在脊柱侧弯和滑脱的情况下，了解椎弓根的方向和角度是正确放置椎弓根螺钉的关键。如果预计螺钉放置困难，应考虑使用脊柱导航或透视设备。可以考虑进行神经电生理监测术中神经损伤，但目前还不确定它是否能减少不良后果。

### 麻醉

全身气管内麻醉是首选途径。腰椎微创手术可以在局部麻醉下进行，但是不适用于开放性 TLIF 手术。镇静和镇痛也是必需的；然而，肌肉松弛药物的使用将取决于外科医生是否使用神经监测诱发电位。麻醉诱导之后，应放置 Foley 导尿管以监测膀胱容量状态并进行膀胱减压。动脉导管的放置取决于多种因素，如当地协议、麻醉师和外科医生的习惯等。在整个手术过程中，患者应保持正常血容量和血压。由于腰椎手术部位大部分位于脊髓圆锥下方，TLIF 手术一般不会损伤到脊髓；因此，无须提高平均动脉压。

### 抗生素预防应用

虽然没有单一的药物被证明优于其他药物，但是文献报道的术前抗生素应用的标准方案是切口前 1 h 内应用头孢唑林，并根据需要适当追加抗生素，建议手术每 3~4 h 给药 1 次。对青霉素过敏的患者通常将抗生素改为克林霉素或万古霉素，因为缺乏药物交叉过敏反应的证据，这种做法受到质疑，关于替代方案增加感染率的数据也不一致。对于复杂的病例，使用万古霉素可以做到有效的广谱覆盖，无论有无革兰阴性菌感染都是合适的。同样，对于伤口感染风险较高的人群，有证据支持切口内应用万古霉素或庆大霉素可降低感染风险。

### 体位

患者俯卧中立位，身体受压点适当衬垫。必须检查眼睛，以确保眼睛无受压。护目镜、特别设计的泡沫枕，或使用头架，可以帮助固定头部，而不会压迫到眼睛。对于女性患者，必须检查乳房，以确保它们不受压，尤其是乳头。必须检查，避免腹部和生殖器受压。应从多个角度观察患者，以确保没有旋转或其他不良体位。

腰椎应保持自然生理性前凸。在脊柱畸形文献中广泛报道了将脊柱固定在与生理性前凸不一致的位置可导致并发症的发生，尤其是导致活动度的丧失和脊柱矢状面失衡。

### 手术步骤

定位后标记切口。切口长度应能充分暴露上位和下位椎体横突，以及减压范围所需的所有区域。最好应用 X 线透视技术确定切口位置，以避免暴露节段错误。一些人选择用墨水标记切口，而另一些人可能选择在标记旁切开皮肤以保留其标记。术区使用氯己定擦洗消毒，并覆盖无菌巾。

锐性切开皮肤，并向深部分离胸腰筋膜。分离时应注意小心止血，避免后期难以观察解剖结构。

锐性切开筋膜或者使用电凝自棘突顶部切开

暴露。骨膜下剥离，逐渐显露椎板、小关节突内侧。一旦到达小关节内侧，就需要小心分离，避免损伤关节囊。继续向外分离至横突。必须小心保持在正确的平面分离，以避免邻近动脉损伤出血。如果遇到这种出血，使用双极电凝止血是非常有效的。通常，需要暴露预融合节段上位椎体椎板下缘，需做到充分的侧向牵拉，以充分显露椎弓根的进钉点解剖标志（图3.1）。手术节段必须经由X线透视证实。

用标准方式进行固定。一些外科医生可能更偏好在减压完成后进行固定，避免钉棒等内固定器械阻碍骨性结构的切除。使用咬骨钳或磨钻咬开皮质，用开路锥、Lenke探针、刮匙或其他预先准备好的器械制备椎弓根钉道（图3.2）。必须探查钉道是否存在缺损，如果发现缺损，则需要调整钉道轨迹。如果椎弓根硬化，可以轻轻敲打开路椎制备钉道。然后，将椎弓根螺钉拧入钉道中，注意置入螺钉前可以先使用攻丝（图3.3）。根据外科医生的偏好，可以选择徒手置钉、透视引导下置钉，或者导航辅助下置入椎弓根螺钉。连接棒的直径与弧度必须确保合适，以保持脊柱的生理曲度。如果需要复位滑脱椎体，可在放置椎间融合器之前使用复位螺钉完成此步骤。

后路减压从切开上一节段的椎板黄韧带止点

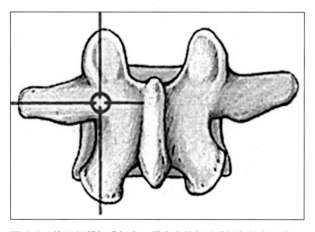

**图3.1**　椎弓根螺钉进钉点：横突中线与关节间部的交叉点

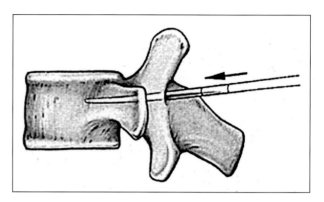

**图3.2**　制备椎弓根钉道

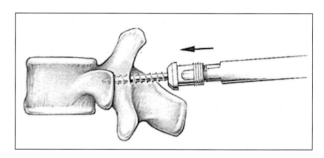

**图3.3**　置入椎弓根螺钉

开始。可以使用咬骨钳或高速磨钻去除棘突和椎板。作者发现，使用粗糙的金刚砂钻头有利于术中止血。确保黄韧带和椎板之间留有安全间隙，这样使用磨钻或咬骨钳不易损失硬膜囊从而导致脑脊液漏。一旦遇到黄韧带与椎板粘连严重，必须小心地分离硬膜囊与椎板，以安全地完成椎板切除术。切除位于椎弓根内侧边缘和上方椎板的骨质。咬除的骨质需要留存，以用作自体骨融合的来源。下椎板的上部也以同样的方式切除，以做到足够的减压。分别切除与椎板骨下方和外侧相连的黄韧带。

然后切除关节突尖部和上一节段椎体的下关节突（图3.4）。如果在椎板切除后进行关节突关节切除，可以暴露并保护整个从神经根腋部到椎间孔出口的同侧神经根。此时，可以切除下节段椎体的上关节突内侧骨质扩大侧隐窝外侧进一步减压。椎间盘间隙很容易暴露，轻轻剥离后纵韧带，硬膜外静脉丛常常出血较多，可以用双极电凝仔细地进行预止血（图 3.5）。

突出的椎间盘可以通过视觉和触诊进行定位。纤维环切开后，神经根和鞘囊张力可以明显减轻。然后切除髓核（图 3.6），用带齿刮匙清除同侧上下软骨终板（图 3.7）。必须注意，充分刮除软骨终板的同时要尽量减少皮质骨损失，这样可以促进骨融合；否则，将会导致一个严重的并发症即移植物下沉。最终结果应该是椎间盘清除（图 3.8），椎体间融合器的大小合适，以便维持腰椎自然生理前凸和椎间孔高度，因为较小融合器和腰椎前凸增大会导致椎间孔狭窄引起神经根受压。将自体骨粒和其他骨移植物，如脱矿骨基质放置在融合器中，并小心地放置在椎体间隙。如果需

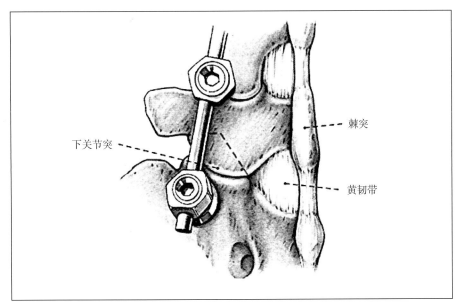

**图 3.4** 关节突尖部和下关节突骨质切除示意图

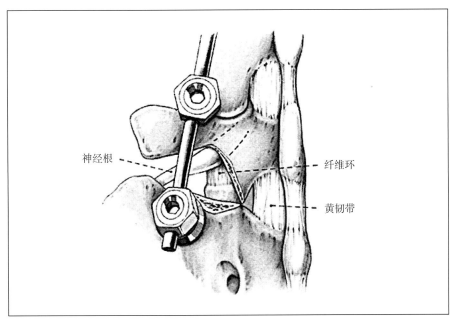

**图 3.5** 关节间部切除后显示上节段神经根、椎间盘、下关节突、下节段的上关节突。请注意，如果进行椎板切除术，可显露神经根腋部

要，最好将自体骨粒先置入椎体间隙再放置椎间融合器，以进一步促进椎间融合（图3.9）。术中必须使用X线透视来确定融合器的深度，以确保它位于椎体间隙前方，但不能突破前纵韧带，因为这可能造成前方大血管损伤。

适度加压椎间移植物可以促进融合，但必须小心，因为这可能导致椎间孔狭窄。安装连接棒后，用大量生理盐水冲洗伤口。将融合水平的横突间骨质去皮质制备植骨床，放置混合有或无其他骨移植物的自体骨，以促进横突间融合（图3.10）。必须注意确保骨粒或其他骨移植材料不会残留在内侧椎管或刚刚减压的椎间孔中。

仔细关闭切口。虽然没有关于筋膜下引流的前瞻性数据，且对它们的有效性存在一些争议，但术后硬膜外血肿的后果是灾难性的；因此，作者在他们进行TLIF的患者中放置了适当大小的筋

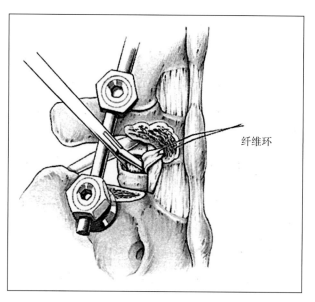

**图3.6**　切开纤维环，用髓核钳去除髓核

纤维环

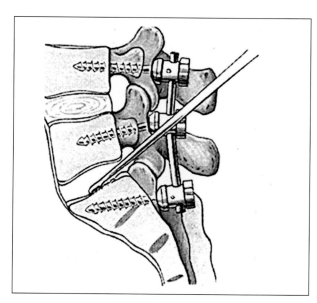

**图3.7**　刮匙去除上下软骨终板

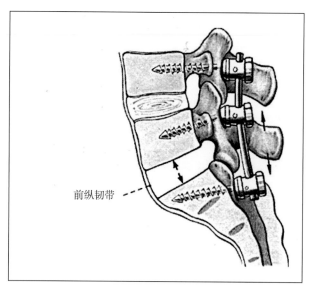

**图3.8**　处理后的椎间隙示意图

前纵韧带

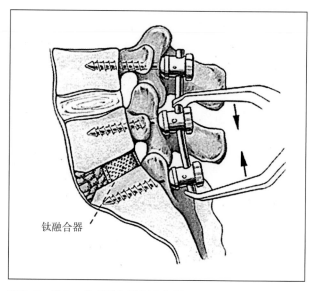

**图3.9**　置入自体骨粒和椎间融合器

钛融合器

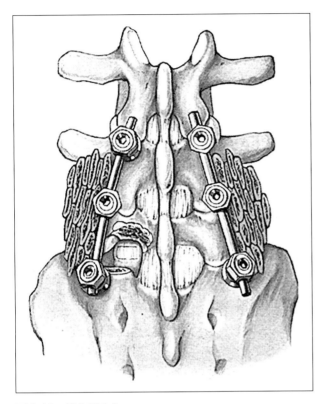

**图 3.10**　横突间融合

膜下引流管。肌肉组织闭合可以分层或单层进行，缝线不能太紧，这可能导致肌肉坏死。筋膜层紧密缝合，以防止肌肉突出形成肌疝。可以考虑肌肉局部注射布比卡因，注射时应远离椎管，以减少麻醉剂注射到硬膜内的风险。如果需要，也可以再筋膜外放置抗生素粉。如果患者脂肪层较厚，可以将脂肪部分与其他组织缝合在一起，或者放置单独的引流管以减少术后脂肪液化。最后一层皮肤闭合可以用间断或连续方式进行缝合。然后用无菌敷料覆盖伤口。

将患者仰卧在床上，有些症状如神经根性疼痛，可以在患者麻醉清醒后立即进行评估，但其他症状，如麻木或无力，将需要更多的时间来评估。术后必须检查双下肢肌力，以确保没有明显的新的肌力降低。如果存在肌力下降，必须充分考虑，以确定它是由于神经根牵拉引起的暂时性损伤，还是由于其他原因引起，这常常需要进行

进一步的相关检查。

## 术后护理

应鼓励患者术后尽早积极进行康复锻炼。一旦患者可以下床活动，可以考虑拔除导尿管。物理和康复治疗是一种辅助康复方式，可以促进患者康复，建立出院或需要在住院或门诊设施进行进一步康复的标准。单节段融合通常不需要支具，但如果患者属于之前提到的假关节形成的高危患者人群，则可以考虑佩戴支具。

疼痛管理是这些患者中的一个重要内容。对乙酰氨基酚和阿片类药物是常用的药物。几乎没有证据支持一种肌肉松弛剂比另一种肌肉松弛剂更有效。相反，肌肉松弛药物的选择可能取决于药物治疗的潜在不良反应或患者的其他疾病。可以考虑短期使用 NSAIDs，如酮洛芬，但必须控制使用时间，否则可能有增加假关节形成的风险。氯胺酮最近也被用作疼痛控制的辅助药物，已被证明在腰椎手术中有效，特别是对服用慢性阿片类药物的患者。

一旦患者满足以下条件，即口服药物能够控制疼痛，可以经口进行营养和水分的补充，自主排尿，就达到出院标准。首次随访在术后第 7~10 天进行，此时需重新评估切口情况，如果使用不可吸收缝线或皮肤缝合器，则考虑拆除缝合。随访频率和持续时间存在差异，但作者在第 6 周和第 3 个月时进行了随访。如果 3 个月后一切恢复良好，对于患者可根据需要计划进行院外随访。

## 结论

开放 TLIF 是一种安全、有效、高效的方法。

MIS-TLIF 的潜在优势（术后疼痛、失血）可以很容易地在开放手术中复制，前提是密切关注熟练的解剖技术，个性化的术前设计，术中使用透视以避免并发症，以及细致的手术技术。作者常规地安排患者在接受开放 TLIF 治疗的术后第 1 天即可出院。

## 技巧

·适当的关节突外侧截骨，可以安全置入融合器至满意的位置，从而预防椎体下沉和融合失败。

·虽然入路是单侧的，但充分的椎间盘切除和对侧的终板处理可以取得较高的融合率。

## 参考文献

[1] Cloward RB. The treatment of ruptured lumbar intervertebral discs by vertebral body fusion. I. Indications, operative technique, after care. J Neurosurg 1953;10(2):154–168.

[2] Harms JG, Jeszenszky D. Die posteriore, lumbale, interkorporelle Fusion in unilateraler transforaminaler Technik. Oper Orthop Traumatol 1998;10(2):90–102.

[3] de Kunder SL, van Kuijk SMJ, Rijkers K, et al. Transforaminal lumbar interbody fusion (TLIF) versus posterior lumbar interbody fusion (PLIF) in lumbar spondylolisthesis: a systematic review and meta-analysis. Spine J 2017;17(11):1712–1721.

[4] Yang EZ, Xu JG, Liu XK, et al. An RCT study comparing the clinical and radiological outcomes with the use of PLIF or TLIF after instrumented reduction in adult isthmic spondylolisthesis. Eur Spine J 2016;25(5):1587–1594.

[5] Zhang Q, Yuan Z, Zhou M, Liu H, Xu Y, Ren Y. A comparison of posterior lumbar interbody fusion and transforaminal lumbar interbody fusion: a literature review and meta-analysis. BMC Musculoskelet Disord 2014;15:367.

[6] Bydon M, Macki M, Abt NB, et al. The costeffectiveness of interbody fusions versus posterolateral fusions in 137 patients with lumbar spondylolisthesis. Spine J 2015;15(3):492–498.

[7] Kim E, Chotai S, Stonko D, Wick J, Sielatycki A, Devin CJ. A retrospective review comparing two-year patient-reported outcomes, costs, and healthcare resource utilization for TLIF vs. PLF for single-level degenerative spondylolisthesis. Eur Spine J 2018;27(3):661–669.

[8] Høy K, Bünger C, Niederman B, et al. Transforaminal lumbar interbody fusion (TLIF) versus posterolateral instrumented fusion (PLF) in degenerative lumbar disorders: a randomized clinical trial with 2-year follow-up. Eur Spine J 2013;22(9):2022–2029.

[9] Ghogawala Z, Dziura J, Butler WE, et al. Laminectomy plus fusion versus laminectomy alone for lumbar spondylolisthesis. N Engl J Med 2016;374(15):1424–1434.

[10] Levin JM, Tanenbaum JE, Steinmetz MP, Mroz TE, Overley SC. Posterolateral fusion (PLF) versus transforaminal lumbar interbody fusion (TLIF) for spondylolisthesis: a systematic review and metaanalysis. Spine J 2018;18(6):1088–1098.

[11] Li L, Liu Y, Zhang P, Lei T, Li J, Shen Y. Comparison of posterior lumbar interbody fusion with transforaminal lumbar interbody fusion for treatment of recurrent lumbar disc herniation: a retrospective study. J Int Med Res 2016;44(6):1424–1429.

[12] Li Z, Tang J, Hou S, et al. Four-year follow-up results of transforaminal lumbar interbody fusion as revision surgery for recurrent lumbar disc herniation after conventional discectomy. J Clin Neurosci 2015;22(2):331–337.

[13] Echt M, De la Garza Ramos R, Nakhla J, et al. The effect of cigarette smoking on wound complications after single-level posterolateral and interbody fusion for spondylolisthesis. World Neurosurg 2018;116:e824–e829.

[14] Glassman SD, Anagnost SC, Parker A, Burke D, Johnson JR, Dimar JR. The effect of cigarette smoking and smoking cessation on spinal fusion. Spine 2000;25(20):2608–2615.

[15] McCunniff PT, Young ES, Ahmadinia K, Ahn UM, Ahn NU. Smoking is associated with increased blood loss and transfusion use after lumbar spinal surgery. Clin Orthop Relat Res 2016;474(4):1019–1025.

[16] Cloney MB, Garcia RM, Smith ZA, Dahdaleh NS. The effect of steroids on complications, readmission, and reoperation after posterior lumbar fusion. World Neurosurg 2018;110:e526–e533.

[17] DeWald CJ, Stanley T. Instrumentation-related complications of multilevel fusions for adult spinal deformity patients over age 65: surgical considerations and treatment options in patients with poor bone quality. Spine 2006;31(19, Suppl):S144–S151.

[18] Villavicencio AT, Nelson EL, Kantha V, Burneikiene S. Prediction based on preoperative opioid use of clinical outcomes after transforaminal lumbar interbody fusions. J Neurosurg Spine 2017;26(2): 144–149.

[19] Dimar JR II, Ante WA, Zhang YP, Glassman SD. The effects of nonsteroidal anti-inflammatory drugs on posterior spinal fusions in the rat. Spine 1996;21(16):1870–1876.

[20] Allen HL, Wase A, Bear WT. Indomethacin and aspirin: effect of nonsteroidal anti-inflammatory agents on the rate of fracture repair in the rat. Acta Orthop Scand 1980;51(4):595–600.

[21] Kang SB, Cho KJ, Moon KH, Jung JH, Jung SJ. Does low-dose aspirin increase blood loss after spinal fusion surgery?

Spine J 2011;11(4):303–307.

[22] Park HJ, Kwon KY, Woo JH. Comparison of blood loss according to use of aspirin in lumbar fusion patients. Eur Spine J 2014;23(8):1777–1782.

[23] Lian J, Levine N, Cho W. A review of lumbosacral transitional vertebrae and associated vertebral numeration. Eur Spine J 2018;27(5):995–1004.

[24] Ghobrial GM, Theofanis T, Darden BV, Arnold P, Fehlings MG, Harrop JS. Unintended durotomy in lumbar degenerative spinal surgery: a 10-year systematic review of the literature. Neurosurg Focus 2015;39(4):E8.

[25] Melachuri SR, Kaur J, Melachuri MK, et al. The diagnostic accuracy of somatosensory evoked potentials in evaluating neurological deficits during 1057 lumbar interbody fusions. J Clin Neurosci 2019;61:78–83.

[26] Kim KH. Safe sedation and hypnosis using dexmedetomidine for minimally invasive spine surgery in a prone position. Korean J Pain 2014; 27(4):313–320.

[27] Sairyo K, Chikawa T, Nagamachi A. State-of-theart transforaminal percutaneous endoscopic lumbar surgery under local anesthesia: discectomy, foraminoplasty, and ventral facetectomy. J Orthop Sci 2018;23(2):229–236.

[28] Shaffer WO, Baisden JL, Fernand R, Matz PG; North American Spine Society. An evidencebased clinical guideline for antibiotic prophylaxis in spine surgery. Spine J 2013;13(10):1387–1392.

[29] Campagna JD, Bond MC, Schabelman E, Hayes BD. The use of cephalosporins in penicillin-allergic patients: a literature review. J Emerg Med 2012; 42(5):612–620.

[30] Sweet FA, Roh M, Sliva C. Intrawound application of vancomycin for prophylaxis in instrumented thoracolumbar fusions: efficacy, drug levels, and patient outcomes. Spine 2011;36(24):2084–2088.

[31] Potter BK, Lenke LG, Kuklo TR. Prevention and management of iatrogenic flatback deformity. J Bone Joint Surg Am 2004;86(8):1793–1808.

[32] Boody BS, Rosenthal BD, Jenkins TJ, Patel AA, Savage JW, Hsu WK. Iatrogenic llatback and flatback syndrome: evaluation, management, and prevention. Clin Spine Surg 2017;30(4):142–149.

[33] Darouiche RO, Wall MJ Jr, Itani KM, et al. Chlorhexidine-alcohol versus povidone-iodine for surgical-site antisepsis. N Engl J Med 2010; 362(1):18–26.

[34] Hunt T, Shen FH, Shaffrey CI, Arlet V. Contralateral radiculopathy after transforaminal lumbar interbody fusion. Eur Spine J 2007;16(Suppl 3): 311–314.

[35] Iwata T, Miyamoto K, Hioki A, Fushimi K, Ohno T, Shimizu K. Morphologic changes in contralateral lumbar foramen in unilateral cantilever transforaminal lumbar interbody fusion using kidneytype intervertebral spacers. J Spinal Disord Tech 2015;28(5):E270–E276.

[36] Jang KM, Park SW, Kim YB, Park YS, Nam TK, Lee YS. Acute contralateral radiculopathy after unilateral transforaminal lumbar interbody fusion. J Korean Neurosurg Soc 2015;58(4):350–356.

[37] Chimenti P, Molinari R. Post-operative spinal epidural hematoma causing American Spinal Injury Association B spinal cord injury in patients with suction wound drains. J Spinal Cord Med 2013;36(3):213–219.

[38] Choi HS, Lee SG, Kim WK, Son S, Jeong TS. Is surgical drain useful for lumbar disc surgery? Korean J Spine 2016;13(1):20–23.

[39] Kou J, Fischgrund J, Biddinger A, Herkowitz H. Risk factors for spinal epidural hematoma after spinal surgery. Spine 2002;27(15):1670–1673.

[40] Perera AP, Chari A, Kostusiak M, Khan AA, Luoma AM, Casey ATH. Intramuscular local anesthetic infiltration at closure for postoperative analgesia in lumbar spine surgery: a systematic review and meta-analysis. Spine 2017;42(14):1088–1095.

[41] Chou R, Peterson K, Helfand M. Comparative efficacy and safety of skeletal muscle relaxants for spasticity and musculoskeletal conditions: a systematic review. J Pain Symptom Manage 2004;28(2):140–175.

[42] Lamberg JJ, Gordin VN. Serotonin syndrome in a patient with chronic pain polypharmacy. Pain Med 2014;15(8):1429–1431.

[43] Pradhan BB, Tatsumi RL, Gallina J, Kuhns CA, Wang JC, Dawson EG. Ketorolac and spinal fusion: does the perioperative use of ketorolac really inhibit spinal fusion? Spine 2008;33(19):2079–2082.

[44] Glassman SD, Rose SM, Dimar JR, Puno RM, Campbell MJ, Johnson JR. The effect of postoperative nonsteroidal anti-inflammatory drug administration on spinal fusion. Spine 1998; 23(7):834–838.

[45] Nielsen RV, Fomsgaard JS, Siegel H, et al. Intraoperative ketamine reduces immediate postoperative opioid consumption after spinal fusion surgery in chronic pain patients with opioid dependency: a randomized, blinded trial. Pain 2017;158(3):463–470.

[46] Brinck EC, Tiippana E, Heesen M, et al. Perioperative intravenous ketamine for acute postoperative pain in adults. Cochrane Database Syst Rev 2018;12:CD012033.

# 第 4 章
## 微创经椎间孔腰椎间融合术（MIS-TLIF）

*Satish Rudrappa, Ramachandran Govindasamy, T. V. Ramakrishna*

徐玉生 / 译　李毅力 / 审校

## 引言

Harms 和 Rolinger 于 1982 年革命性地通过椎间孔入路进行椎间融合术，以避免牵拉神经根和硬膜囊引发的严重并发症。在经椎间孔腰椎间融合术（TLIF）中，通过椎间孔进入椎间隙，对硬膜囊牵拉极小，临床和影像结果令人满意，但需要广泛的剥离和损伤椎旁肌肉。2002 年，Foley 等建立了微创下行 TLIF 手术的概念，试图避免传统开放 TLIF 相关的缺陷。

在 MIS-TLIF 中，做一个旁正中切口，通过自然解剖间隙到达椎间隙。该技术减少了肌肉剥离和损伤，从而极大地降低了医源性椎旁肌肉萎缩的可能性。MIS-TLIF 有出血少、术后疼痛和感染发生率低、恢复快、住院时间短等优势。MIS-TLIF 使用通道系统进行椎间融合和经皮椎弓根螺钉（PPS）内固定获得理想结果，脊柱手术器械的改进和导航技术的出现也使 MIS-TLIF 更为普及。然而，这需要一个很长的学习周期。在本章中，作者目的是讨论关于 MIS-TLIF 的适应证、术前计划、手术技巧、结果和并发症。

## 适应证

只要有合适的手术器械和手术技能，从 L1/L2~L5/S1 所有节段 LIF 的适应证均适用 MIS-TLIF，常见手术指征包括轻度的腰椎滑脱、伴或不伴脊柱侧弯的退变性腰椎管狭窄、腰椎间盘脱出、椎间盘源性腰痛等。然而，重度的腰椎滑脱（＞50%）和骨质疏松是 MIS-TLIF 手术的相对禁忌证，原因是该手术能否有效复位滑脱椎体尚未有定论。

## 术前计划

对于一个成功的手术而言，包括临床和影像学评估在内的术前计划是十分重要的。单侧神经根痛是腰椎退变性疾病最常见的表现，也是 MIS-TLIF 手术的最佳适应证。虽然显露对侧出口根有难度，但在某些特殊情况下，比如存在明显的双侧病变，可能也适用 MIS 手术。患者可经过正位和侧位 X 线检查、磁共振成像（MRI）检查，必要时行计算机断层扫描（CT）检查。站立位脊柱全长片和腰椎动力位片可帮助我们评估椎间盘高度、冠状位和矢状位的稳定性、有无滑脱、腰骶部后凸、椎弓根大小等。术前计划还包括对椎弓根直径的评估，尤其是对于发育异常的腰椎滑脱（L5~S1）患者。另外，可选择性地行 CT 来检查发育不良性腰椎滑脱的椎弓根大小和既往椎板切除术后椎板的阙如情况。需特别留意 MRI 上的关节突关节肥大、黄韧带肥厚、侧隐窝狭窄和神经根变异等情况，比如联合根或分叉状根。当病史、临床表现与影像学表现相一致时，患者手术效果会很好。

## 手术解剖

腰椎后部肌肉呈层状排列，背阔肌和胸腰筋膜位于浅部，多裂肌和回旋肌位于深部。下背部肌肉（从腹侧到背侧）为腰方肌、竖脊肌和有助于维持腰椎前凸的多裂肌，腰椎前凸降低了重力对脊柱的影响，是人类特有的情况。腰椎前凸的任何改变都会增加腰椎间盘的负荷，从而导致腰椎间盘退变加速和背部疼痛。旁正中自然间隙在多裂肌和竖脊肌中最长肌部分之间，MIS-TLIF 工作通道就从这里通过（图 4.1）。在翻修病例中，

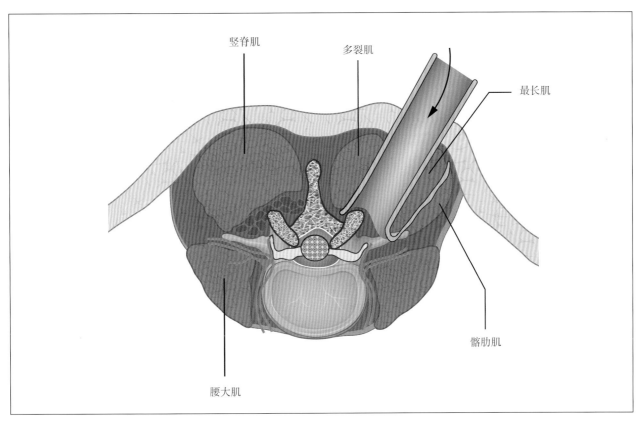

竖脊肌

多裂肌

最长肌

髂肋肌

腰大肌

**图 4.1**　Wiltse 入路置管图示

MIS 方法相比开放手术的优势就在于这个通道避免了正中的手术瘢痕和椎板切除术后的椎板阙如。MIS-TLIF 手术不仅保留了脊柱后部的自然张力带和对侧的肌肉，同时对手术侧的软组织损伤最小。TLIF 的工作通道是 Kambin 三角，该三角的内侧界是硬膜囊与走行根，上外侧界是出口根，下界是下位椎体椎弓根上缘。

## 手术步骤

### 体位摆放

患者俯卧位于可透视的手术床上，以不增加腹内压力的方式置于长枕之上（以加强腰椎前凸）。手臂保持双手外展（90°）并置于两侧，双腿轻微屈膝。肢体着力点垫软垫保护，并根据手术部位的不同，将进行神经监测的电极放置在准确的部位，以评估手术过程中可能发生的任何潜在神经变化。肌电图（EMG）监测在椎弓根螺钉置入过程中作用更大。通过头兜或头钉把头部固定在 Sugitha/Mayfield 头架上（图 4.2）。用头钉固定有一定的优势，因为头兜可能会造成眼压增加、面部水肿、唇部损伤和软组织损伤等情况。尤其是在监测运动诱发电位（MEP）时由于会产生明显的振动，所以更应该避免此类损伤。

### 手术技巧

MIS-TLIF 由 4 个重要的步骤组成，包括：

（1）经皮椎弓根螺钉（PPS）的置入和连接棒的应用。

（2）工作通道下神经减压。

（3）椎间盘切除和终板准备。

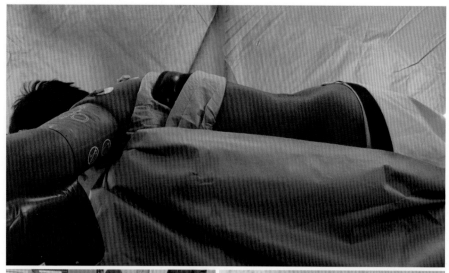

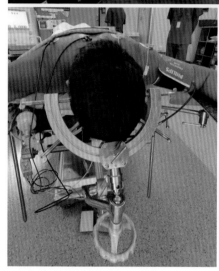
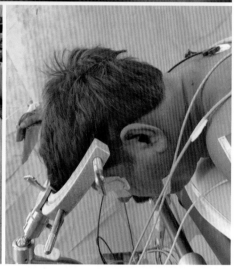

图 4.2　将患者头部固定在 Sugitha 架上

（4）置入融合器。

## 经皮椎弓根螺钉（PPS）的置入和连接棒的应用

先在减压对侧置入椎弓根螺钉。置入 PPS 主要基于术中可看到的影像学的情况，包括术中透视 / 导航成像（C 臂 /Iso 3D/CT）。若以透视为基础，必须用标准正位 X 线片，不能存有误差。标准正位 X 线片应显示终板平行，两侧的椎弓根都能看清，棘突居中（图 4.3）。根据 X 线片，在皮肤表面做 3 条平行线：一条沿着中线的棘突，两条沿着两边椎弓根的外侧缘（图 4.3）。在椎弓根外缘外侧做一个 2 cm 的切口（如果是肥胖的患者，

则更偏外侧），然后将 Jamshidi 针推进，直到到达横突和关节突交界处。以椎弓根的 10 点钟（右）或 2 点钟（左）方位为进针点（图 4.4a）。并以适当的角度以 5 mm 增量缓慢推进，直到到达椎弓根的内侧壁（图 4.4b）。所有这些操作都应在正位透视监测下进行的。此时，应做侧位透视片来确认针尖位置，针尖应到达椎体后缘（图 4.4c）。如果 Jamshidi 针的位置没有到达椎体，再向前移动可能导致椎弓根内壁的破裂。之后将 Jamshidi 针换成导丝，在 TLIF 的对侧置入足够长度和大小的椎弓根螺钉（图 4.5）。这个过程中必须应用连续的侧位透视图像，以避免导丝不慎向前移至腹腔。

在置入椎弓根螺钉时应注意，包装头侧和尾侧

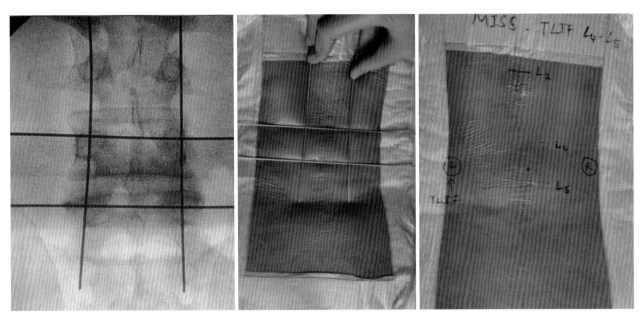

**图 4.3**　线形终板和与椎弓根外侧缘相对应的皮肤标记的透视图

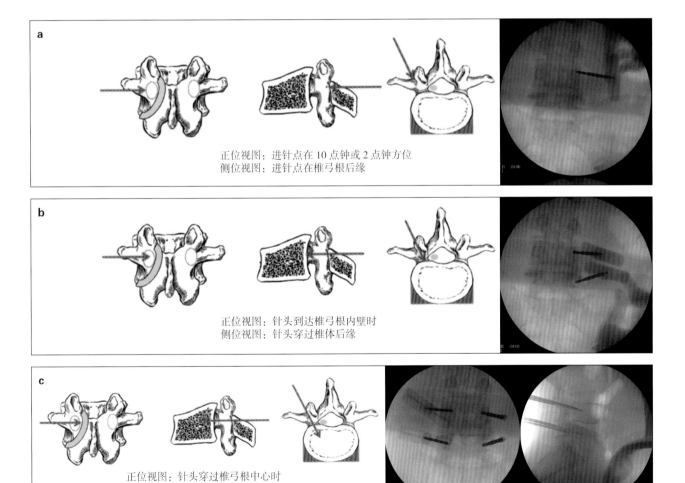

**图 4.4**　Jamshidi 针置入椎弓根螺钉位置的系列图像。a. 在进入点。b. 在椎弓根中部。c. 穿过椎弓根内侧壁进入椎体

的螺钉的尾端应在同一平面（即正/侧位），以便置入连接棒。然后将连接棒置入椎弓根螺钉，并按前面所述对同侧椎弓根进行钉道准备，导丝留在原位（图4.6）。使用导航的优势是可以更好地识别椎弓根，而且辐射明显减少，耗时更短。它也有助于教学，与基于透视的PPS放置相比，置钉效果更好。

### 工作通道下神经减压

MIS-TLIF要求掌握在狭小的工作区域内并且是在神经周围进行手术操作，所以要达到充分减压神经根，正确运用通道是重中之重。导丝必须放置在需要切除的关节突水平，然后依次通过扩张管逐渐扩张肌肉。作者倾向于放置直径22 mm的适当深度的工作套管来减压神经（图4.7）。一个准确的工作套管应该很容易显示重要的骨结构，包括头侧的椎弓峡部、外侧的关节突内侧、内侧的棘板交界处以及下方的尾侧椎板上缘（图4.8），清除一些残留的肌肉和软组织。

作者倾向于在椎弓峡部水平和棘板交界处截骨，采集内侧面骨以获取足够的骨质，作为骨移

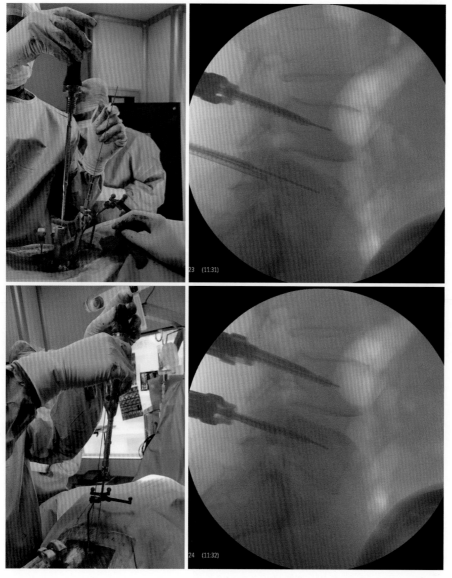

**图4.5**　椎弓根钉道准备，连续攻丝，然后置钉

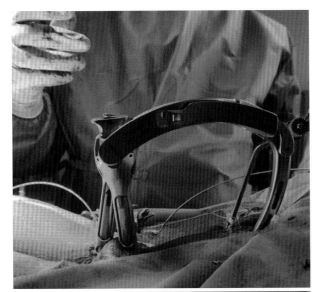

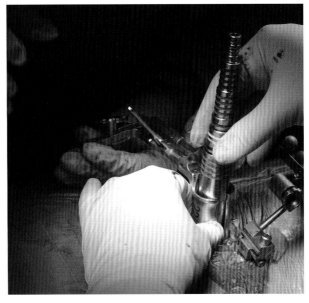

**图 4.7**　连续扩张 Wiltse 肌间隙后置入工作套管

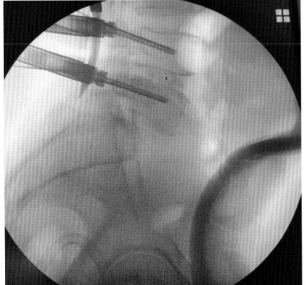

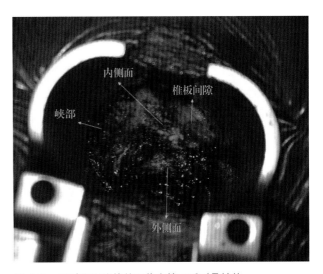

内侧面

椎板间隙

峡部

外侧面

**图 4.8**　通过适当连接的工作套管可看到骨结构

植物来填充椎间融合器。替代方法包括使用高速磨钻或 Kerrison 咬骨钳。内侧小关节突切除完成后，切除外侧小关节突的上部和内侧部分以充分暴露（图 4.9 和图 4.10）。在暴露黄韧带覆盖的神经结构之前，用 Kerrison 咬骨钳清除截骨后留下的骨尖。

作者通常倾向于利用显微镜来清除中央和侧隐窝的黄韧带。显微镜和工作套管同步倾斜以"过顶减压"的方法完成对侧的黄韧带切除术。通过这种方法，术者可以看到并减压对侧的神经根。

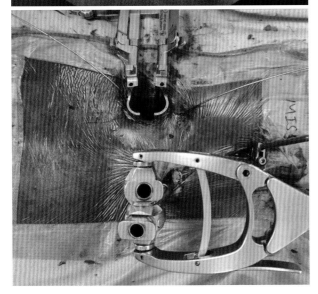

**图 4.6**　对侧经皮穿刺置棒，同侧留置导丝

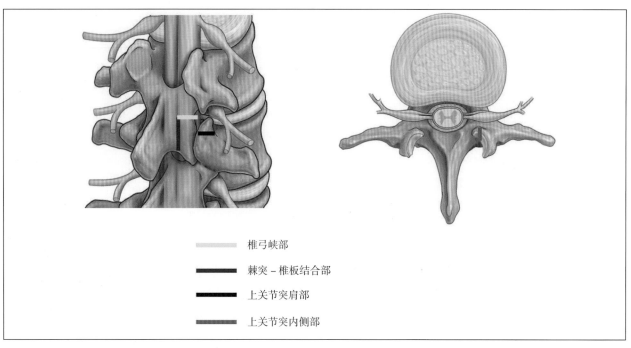

椎弓峡部

棘突 – 椎板结合部

上关节突肩部

上关节突内侧部

**图 4.9**   关节突截骨示意图

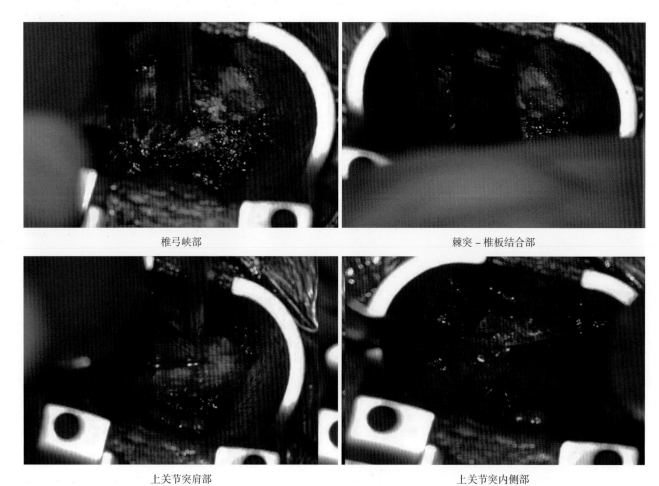

椎弓峡部

棘突 – 椎板结合部

上关节突肩部

上关节突内侧部

**图 4.10**   关节突截骨

手术显微镜有助于识别和凝固硬膜外静脉，保留硬膜外脂肪，清楚地识别同侧的出口根、走行根和对侧的走行根。还有一些外科医生的首选是利用放大镜，利用有足够光源的手术放大镜可以完成同样的手术。

## 椎间盘切除和终板准备

通过 Kambin 三角识别椎间盘，充分控制硬膜外静脉丛出血，然后切开后外侧纤维环，完成椎间盘切除术（图 4.11）。在此阶段，正确地使用 Kerrison 咬骨钳将有助于扩大纤维环切口，以切除对侧的椎间盘，同时还不损害神经结构。椎间盘次全切除术需要使用专用器械，如椎间盘刨削系统、咬骨钳和刮匙（图 4.12）。终板准备需要铰刀、刨削系统和刮匙。终板的典型沙砾感是最佳融合床的指标。充分的终板准备是 TLIF 手术成功的关键，特别是在 MIS 手术中，因为可用的自体

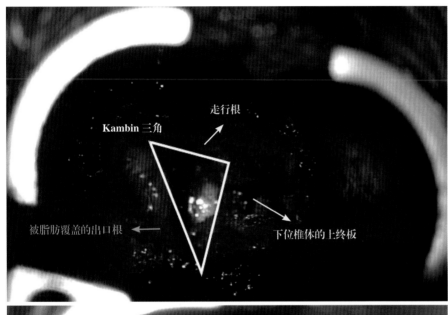

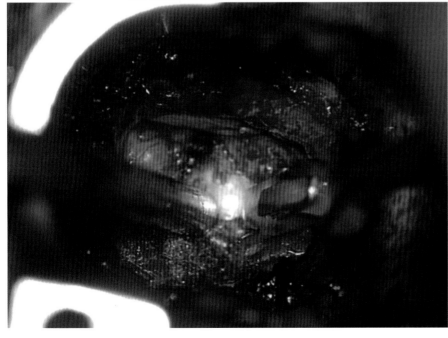

**图 4.11**  Kambin 三角和椎间盘环切

移植骨较少。在发生骨质疏松的情况下，终板的准备工作应谨慎进行，因为终板骨折后融合器极有可能移位到体内。

## 置入融合器

融合器系统提供各种大小的融合器试模。我们应选择适当大小和高度的融合器，以产生足够的腰椎前凸。在此阶段，利用放置在对侧的椎弓根螺钉轻微撑开椎间隙，此种情况下选择较大的融合器是有利的（间接减压出口根）。经侧位透视成像确认后，冲洗椎间盘空隙以去除松散的椎间盘碎片，并将碎片化的自体骨移植物紧密地放置在椎间盘空隙的前 1/3 处。作者倾向于使用填充自体移植物的肾形或香蕉形 PEEK 融合器。

自体移植骨来源于具有成骨、骨引导和骨诱导潜能的棘层骨，以实现良好的融合。小心地插入香蕉形 TLIF 融合器，并轻轻避开走行根，放置在椎间隙的前 1/3（图 4.13），保证侧弯和屈伸活动的稳定性。透视确认融合器的最终位置，同时确认对侧得到松解。然后导丝引导下在原来准备好的椎弓根钉道置入椎弓根钉，并运用连接棒加

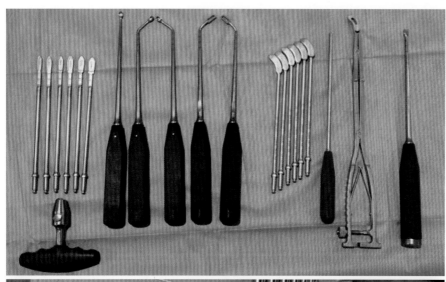

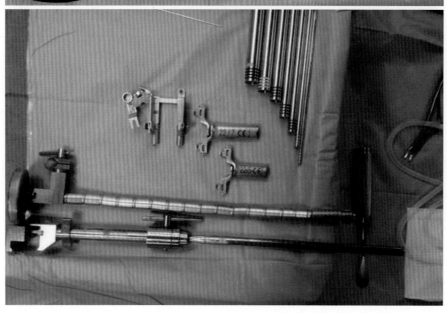

图 4.12　处理椎间隙器械和微创手术套管

压，最后透视检查以确认所有植入物的位置（图 4.14）。冲洗伤口并分层缝合。

## 效果和文献回顾

在常规开放手术中，医源性肌肉损伤更多见，尤其是多裂肌损伤，导致手术效果差。这些肌肉损伤可通过肌酸磷酸激酶（CPK）水平升高和术后 MRI 改变得到证实。MIS–TLIF 在不损伤肌肉的情况下通过解剖间隙，显著地避免了这种损伤。MIS 入路经解剖间隙置入椎弓根螺钉可减少失血量、减少肌肉损伤、减少术后疼痛、减少麻醉药使用，可更早活动并缩短住院时间。MIS–TLIF 手术的平均时间从单节段 120 min 至多节段 360 min，与开放手术的时间 142~312 min 是接近的。

MIS–TLIF 组平均失血量（226 mL）明显低于开放手术组（1147 mL）。由于 MIS–TLIF 对组织损伤较小，手术部位的感染较开放手术少。近年来，外科专业知识和器械的进步使得 MIS–TLIF 的融合

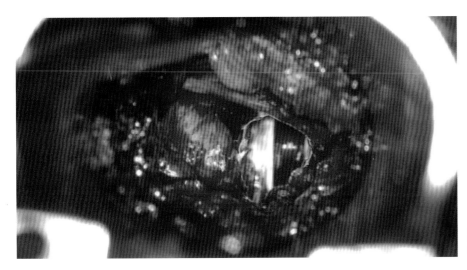

**图 4.13**　显微图像显示经椎间孔腰椎间融合器的最终位置

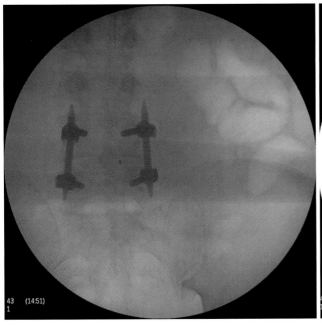
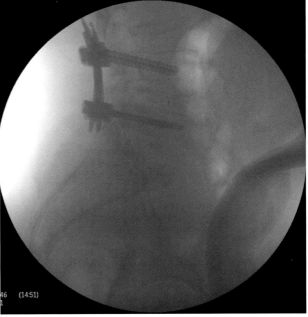

**图 4.14**　最终植入物位置的透视图像

率（93.4%）和开放手术的融合率（93.8%）相当。PPS 的置入是安全的，其错置率与开放式 TLIF 相当。Smith 等在一项基于 CT 的 601 例患者的研究中证实了 6.2% 的椎弓根破裂。37 例椎弓根破裂患者中，有 2 例有症状。

## 并发症

### 硬膜撕裂

硬膜撕裂发生率为 1.8%~13.9%，而且在肥胖患者和翻修手术中更常见，特别是在放置融合器或神经减压时发生。因为在拔管后肌肉收缩，不会形成无效腔，所以不太可能导致严重或持续的脑脊液流出，因此小的硬膜撕裂基本不需要修补。然而，对于广泛的硬膜撕裂伴神经根外露，可能需要转入开放手术并重新处理神经根。然而，所有硬膜撕裂的患者均可在术后第 1 天进行适当的活动。

### 椎弓根螺钉位置异常

椎弓根螺钉位置异常可能是由于不正确的进针点，并可能导致严重的并发症，如椎弓根下壁破裂后损伤出口根、内壁破裂后挤压神经。通过良好的术中成像（X 线片，警惕内壁破裂）可以极大地避免这种情况。导航系统已被证明是提高螺钉放置精准的有效方法。术中发现位置异常的螺钉，通常无须转行开放手术；然而术后发现位置异常导致的神经根病损，则需要对螺钉进行开放手术翻修。

### 神经根损伤

有报告称，神经根损伤的发生率为 3.2%。在减压或放置融合器时可能损伤走行根，其症状通常是短暂的，并且恢复良好，除非神经根完全离断。如果出口根位置较低，其损伤很少发生。

### 辐射危害

MIS-TLIF 是在透视辅助下进行的，所以有高辐射暴露（2.93 Gy/cm$^2$）是毫无疑问的，特别是在入门阶段。使用导航辅助可大大降低辐射暴露（0.47 Gy/cm$^2$）。

### 融合器相关问题

融合器进入通道不够大，会导致融合器在插入过程中卡住，或者可能导致外科医生使用小号的融合器，这容易导致融合器移位或形成假关节。可通过截除部分上（外侧）关节突并应用对侧棒撑开以增大通道。融合器移位并不罕见，据报道其发生率高达 1.2%，常发生于较小的矩形融合器和终板平坦的患者。向后移位可导致严重的神经损害，需要进行开放手术翻修。

## 建议和技巧

### PPS 的置入与连接棒的应用

为了成功置入 PPS，必须用标准前后位透视来证实目标椎弓根的"牛眼形"投影。如果有任何问题，都应该进行开放式手术。在进行侧位成像确认最终位置之前，作者倾向于由两名独立的外科医生通过前后位透视对所有椎弓根的进钉点进行定位，这大大减少了耗时和辐射暴露。完全控制导丝，对于防止向前推进（损伤肠道、血管和腹腔内脏器的风险）或导丝意外移动（特别是在攻丝过程中）至关重要。在 L5~S1 节段，L5 和 S1 椎弓根螺钉尾端可能碰撞在一起，这可以通过将 S1 螺钉尽量靠远端放置而避免。

　　因为在置入后再移除连接棒并不容易，所以必须选择适当长度和弧度的连接棒。固定多个节段时，多个皮肤切口排列整齐，就更容易置入连接棒。在脊柱侧弯的病例中，即使是有经验的医生也很难置入连接棒。在置入前，使用模棒测试，并通过前后位 X 线片、侧位 X 线片和斜位 X 线片进行确认，而单方位成像有时可能具有欺骗性（图 4.15）。如果在多节段置入中连接棒穿过所有螺钉的尾端时出现困难，建议进一步进钉或退

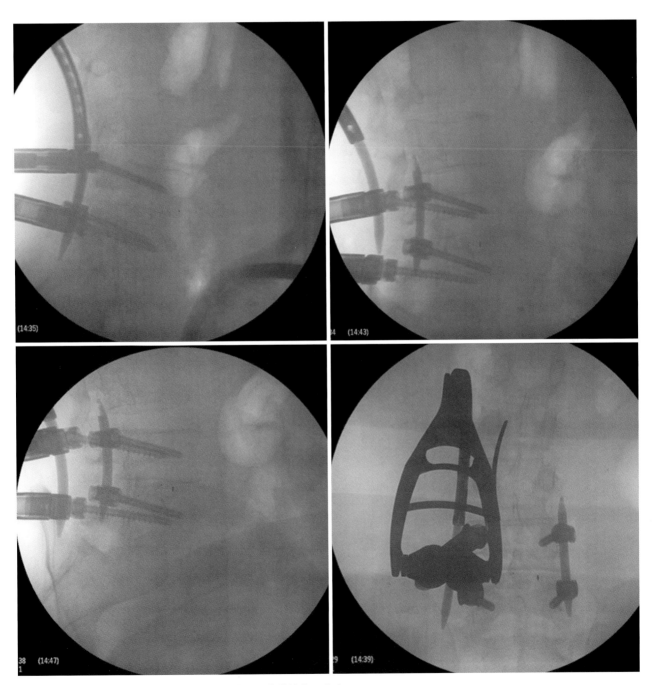

**图 4.15**　用前后位、侧位和斜位透视检查来确认连接棒的位置准确

钉调整，这是为了使所有螺钉尾端深浅一致，此外保持螺丝多轴状态，而不让它固定在关节突上。尽管做了所有这些调整，连接棒的置入有时仍然很困难，可能最终需要连通相邻的切口，从而转为开放手术。对于像Sextant（Medtronic Inc., Memphis）这样的系统，预弯的前凸棒对后凸畸形患者来说可能会有麻烦。

## 减压和椎间融合

正确放置工作通道是成功减压和处理椎间隙的必要条件。在进行手术前必须通过影像学确保工作通道放置在关节突上，其轨迹平行于椎间隙。必须切除足够的椎板和关节突以获得足够的视野。不合适的视野可能导致过度牵拉硬膜囊，引起硬膜和神经损伤。当出口根位于较下方时，额外切除上关节突上缘可减少对该神经根的干扰。椎间盘切除术前过顶减压对侧可缓解硬膜囊的压力。充分切除关节突的内缘将有助于放置更大尺寸的融合器。

## 结论

MIS-TLIF是所有LIF手术中安全有效的方法，医源性肌肉损伤较小。然而，脊柱外科医生需要一个陡峭的学习曲线来掌握这项技术，以获得最佳的手术效果。通过工作通道透彻理解手术解剖和逐步的学习是成功手术的必要条件。然而，在发生任何相关并发症的情况下，应该考虑转为开放性TLIF。

## 参考文献

[1] Harms J, Rolinger H. A one-stager procedure in operative treatment of spondylolistheses: dorsal traction-reposition and anterior fusion (author's transl). [in German] Z Orthop Ihre Grenzgeb 1982;120(3):343–347.

[2] Foley KT, Holly LT, Schwender JD. Minimally invasive lumbar fusion. Spine 2003;28(15, Suppl): S26–S35.

[3] Datta G, Gnanalingham KK, Peterson D, et al. Back pain and disability after lumbar laminectomy: is there a relationship to muscle retraction? Neurosurgery 2004;54(6):1413–1420, discussion 1420.

[4] Gejo R, Matsui H, Kawaguchi Y, Ishihara H, Tsuji H. Serial changes in trunk muscle performance after posterior lumbar surgery. Spine 1999;24(10): 1023–1028.

[5] Kawaguchi Y, Matsui H, Tsuji H. Back muscle injury after posterior lumbar spine surgery. Part 1: Histologic and histochemical analyses in rats. Spine 1994;19(22):2590–2597.

[6] Sihvonen T, Herno A, Paljärvi L, Airaksinen O, Partanen J, Tapaninaho A. Local denervation atrophy of paraspinal muscles in postoperative failed back syndrome. Spine 1993;18(5):575–581.

[7] Styf JR, Willén J. The effects of external compression by three different retractors on pressure in the erector spine muscles during and after posterior lumbar spine surgery in humans. Spine 1998;23(3):354–358.

[8] Kim K-T, Lee S-H, Suk K-S, Bae S-C. The quantitative analysis of tissue injury markers after mini-open lumbar fusion. Spine 2006;31(6):712–716.

[9] Schwender JD, Holly LT, Rouben DP, Foley KT. Minimally invasive transforaminal lumbar interbody fusion (TLIF): technical feasibility and initial results. J Spinal Disord Tech 2005;18(1, Suppl): S1–S6.

[10] Peng CW, Yue WM, Poh SY, Yeo W, Tan SB. Clinical and radiological outcomes of minimally invasive versus open transforaminal lumbar interbody fusion. Spine 2009;34(13):1385–1389.

[11] Rajakumar DV, Hari A, Krishna M, Sharma A, Reddy M. Complete anatomic reduction and monosegmental fusion for lumbar spondylolisthesis of Grade II and higher: use of the minimally invasive "rocking" technique. Neurosurg Focus 2017;43(2):E12.

[12] Lee CK, Park JY, Zhang HY. Minimally invasive transforaminal lumbar interbody fusion using a single interbody cage and a tubular retraction system: technical tips, and perioperative, radiologic and clinical outcomes. J Korean Neurosurg Soc 2010;48(3):219–224.

[13] Creze M, Soubeyrand M, Gagey O. The paraspinal muscle-tendon system: Its paradoxical anatomy. PLoS One 2019;14(4):e0214812.

[14] Guiroy A, Sícoli A, Masanés NG, Ciancio AM, Gagliardi M, Falavigna A. How to perform the Wiltse posterolateral spinal approach: Technical note. Surg Neurol Int 2018;9:38.

[15] Quigley KJ, Alander DH, Bledsoe JG. An in vitro biomechanical investigation: variable positioning of leopard carbon fiber interbody cages. J Spinal Disord Tech

2008;21(6):442–447.

[16] Kwon BK, Berta S, Daffner SD, et al. Radiographic analysis of transforaminal lumbar interbody fusion for the treatment of adult isthmic spondylolisthesis. J Spinal Disord Tech 2003;16(5): 469–476.

[17] Bono CM, Khandha A, Vadapalli S, Holekamp S, Goel VK, Garfin SR. Residual sagittal motion after lumbar fusion: a finite element analysis with implications on radiographic flexion-extension criteria. Spine 2007;32(4):417–422.

[18] Lombao Iglesias D, Bagó Granell J, Vilor Rivero T. Validity of creatine kinase as an indicator of muscle injury in spine surgery and its relation with postoperative pain. Acta Orthop Belg 2014; 80(4):545–550.

[19] Patel DV, Bawa MS, Haws BE, et al. PROMIS Physical Function for prediction of postoperative pain, narcotics consumption, and patientreported outcomes following minimally invasive transforaminal lumbar interbody fusion. J Neurosurg Spine 2019;:1–7; Epub ahead of print. doi: 10.3171/2018.9.SPINE18863.

[20] Villavicencio AT, Burneikiene S, Roeca CM, Nelson EL, Mason A. Minimally invasive versus open transforaminal lumbar interbody fusion. Surg Neurol Int 2010;1:12–22.

[21] Shunwu F, Xing Z, Fengdong Z, Xiangqian F. Minimally invasive transforaminal lumbar interbody fusion for the treatment of degenerative lumbar diseases. Spine 2010;35(17):1615–1620.

[22] Wang J, Zhou Y, Zhang ZF, Li CQ, Zheng WJ, Liu J. Comparison of one-level minimally invasive and open transforaminal lumbar interbody fusion in degenerative and isthmic spondylolisthesis grades 1 and 2. Eur Spine J 2010;19(10):1780–1784.

[23] Isaacs RE, Podichetty VK, Santiago P, et al. Minimally invasive microendoscopy-assisted transforaminal lumbar interbody fusion with instrumentation. J Neurosurg Spine 2005;3(2): 98–105.

[24] Patel AA, Zfass-Mendez M, Lebwohl NH, et al. Minimally invasive versus open lumbar fusion: a comparison of blood loss, surgical complications, and hospital course. Iowa Orthop J 2015;35: 130–134.

[25] Kim MC, Chung HT, Kim DJ, Kim SH, Jeon SH. The clinical and radiological outcomes of minimally invasive transforaminal lumbar interbody single level fusion. Asian Spine J 2011;5(2):111–116.

[26] Smith ZA, Sugimoto K, Lawton CD, Fessler RG. Incidence of lumbar spine pedicle breach after percutaneous screw fixation: a radiographic evaluation of 601 screws in 151 patients. J Spinal Disord Tech 2014;27(7):358–363.

[27] Klingler JH, Volz F, Krüger MT, et al. Accidental durotomy in minimally invasive transforaminal lumbar interbody fusion: frequency, risk factors, and management. ScientificWorldJournal 2015; 2015:532628.

[28] Torres J, James AR, Alimi M, Tsiouris AJ, Geannette C, Härtl R. Screw placement accuracy for minimally invasive transforaminal lumbar interbody fusion surgery: a study on 3-d neuronavigation-guided surgery. Global Spine J 2012;2(3):143–152.

[29] Wang J, Zhou Y. Perioperative complications related to minimally invasive transforaminal lumbar fusion: evaluation of 204 operations on lumbar instability at single center. Spine J 2014; 14(9):2078–2084.

[30] Joseph JR, Smith BW, La Marca F, Park P. Comparison of complication rates of minimally invasive transforaminal lumbar interbody fusion and lateral lumbar interbody fusion: a systematic review of the literature. Neurosurg Focus 2015; 39(4):E4.

[31] Dusad T, Kundnani V, Dutta S, Patel A, Mehta G, Singh M. Comparative prospective study reporting intraoperative parameters, pedicle screw perforation, and radiation exposure in navigationguided versus non-navigated fluoroscopyassisted minimal invasive transforaminal lumbar interbody fusion. Asian Spine J 2018;12(2): 309–316.

[32] Zhao FD, Yang W, Shan Z, et al. Cage migration after transforaminal lumbar interbody fusion and factors related to it. Orthop Surg 2012;4(4): 227–232.

[33] Rory J. Petteys, JR, Voyadzis J-M. Two-level minimally invasive transforaminal lumbar interbody fusion: surgical technique and illustrative cases. ISRN Minim Invasive Surg 2013;201:8.

[34] Lee WC, Park J-Y, Kim KH, et al. Minimally invasive transforaminal lumbar interbody fusion in multilevel: comparison with conventional transforaminal interbody fusion. World Neurosurg 2016;85:236–243.

# 第 5 章
## 经皮内镜下经椎间孔腰椎间融合术

*Sukumar Sura, Said G. Osman, Naresh K. Pagidimarry*

李毅力 / 译　苏　锴 / 审校

## 引言

在传统开放和微创脊柱手术经验的基础上，随着内镜脊柱手术的发展，出现了一连串的理想的手术目标，其中排在前列的是尽量减少手术创伤、术中失血、住院时间和并发症发生率。

在过去 10 年中，微创经椎间孔腰椎间融合术（MIS-TLIF）已经成为治疗各种腰椎疾病的热门技术。然而，MIS-TLIF 技术仍然需要切开肌肉组织来放置通道。因此，与现有的开放手术技术相比，MIS-TLIF 也只是一个渐进式的进步，称不上是质的飞跃。

随着内镜技术的不断进步，经皮内镜下经椎间孔技术应运而生，术中出血少、术中软组织破坏少、术后疼痛轻和康复快这些脊柱微创手术的目标得以实现。根据所使用的内镜系统的特性，将该技术分为经皮内镜（或全内镜）技术、双通道内镜技术和显微内镜技术。

在本章中，重点是讲解经皮内镜下经椎间孔腰椎间融合术（Endo-TLIF），该技术使用的内镜（单通道）外径为 6.9 mm，包含高质量的光学系统和连续生理盐水冲洗口。

## 适应证和禁忌证

Endo-TLIF 适用于以下腰椎疾病的患者：
· 腰椎间孔狭窄伴节段不稳。
· 腰椎侧隐窝狭窄伴节段不稳。
· 腰椎间盘突出伴节段不稳。
· 1 度和 2 度退变性 / 峡部裂性腰椎滑脱。
· 术后腰椎失稳或腰椎手术失败综合征。
Endo-TLIF 的禁忌证如下：
· 严重腰椎中央管狭窄，严重腰椎滑脱（＞Ⅱ度）。

· 严重椎间隙塌陷。
· 任何可能减少手术安全性和内植物有效性的情况，如骨质疏松症、椎体骨折、感染或先天性脊柱异常。

## 手术方法

### 术前规划

细致的术前规划在任何微创手术中都是必要的。仔细回顾术前影像学检查，包括站立位腰椎正侧位、腰椎过伸过屈位 X 线检查以及 CT 和磁共振成像（MRI），这不仅对评估责任椎间隙的情况至关重要，而且对评估运动节段也是必不可少的。

仔细阅读 MRI，并评估椎间孔、侧隐窝和中央管病变情况。其关键在于判断病变部位与临床症状的相关性。

测量并记录术前腰腿疼视觉模拟疼痛评分、Oswestry 功能障碍指数、MacNab 标准，并与术后临床结果进行评估和比较。

### 手术设置和麻醉技术

该手术可在全麻或不全麻的情况下进行。作者经验是在硬膜外麻醉下进行。硬膜外麻醉降低了与全麻相关的风险，并且在术中患者可以实时进行神经反馈。如果手术在全麻下进行，建议术中使用神经监测。硬膜外麻醉、手术创伤小、手术时间短和术后康复快，这些都有利于老年和合并内科疾病患者从该手术中获益。

### 手术技术

硬膜外麻醉后，应用下肢加压装置预防术中

深静脉血栓形成，将患者置于不影响术中透视的手术台上，并取俯卧位。检查身体受压部位，避免皮肤压伤。局部皮肤使用碘伏消毒，铺无菌单，并确保手术部位的暴露范围足够大。使用无菌记号笔在皮肤上仔细标记手术节段。皮肤切口在一侧椎旁肌外侧距中线旁 8~13 cm 处，具体距离取决于患者的体形。

首先需要在椎旁肌和关节突周围注射局麻药，并在术中正位、侧位透视引导下置入 20 cm 长的 18 号穿刺针，经椎间孔 Kambin 三角置入责任节段椎间隙内。最终应确保针尖位置正位透视下位于椎间隙中心，侧位透视下位于椎间隙前方。使用导丝穿过穿刺针置入椎间隙位置，移除穿刺针后，使用锥形扩张器沿导丝置入椎间隙内。沿扩张器置入一个头端为斜面的 10 mm 的工作套管。取出导丝和扩张器，通过套管置入 4.1 mm 内镜工作通道，镜下显露关键的解剖标志（图 5.1），包括出口根和走行根。

在透视和内镜下，联合使用髓核钳、铰刀、刮匙、骨刀和双极射频进行椎间盘切除术并处理终板，为椎间融合做准备。铰刀需在椎间隙内打开，并在椎间隙内来回旋转，以此来剥离终板上

的椎间盘和纤维软骨。通过内镜显示确保终板处理充分。终板处理充分的标准为镜下可见软骨下骨和点状渗血（图 5.2）。处理终板时应注意保护软骨下骨，减少融合器下沉的风险。

在终板处理完成后，将所取髂骨或自体松质骨与抽吸的骨髓（图 5.3）混合，通过植骨工作套管置入椎间隙内（图 5.4）。

在椎间融合准备工作完成后，退出内镜系统，在透视引导下使用融合器传输工具通过工作套管将融合器置入（图 5.5）。

置入融合器后，置入椎弓根螺钉或关节突螺

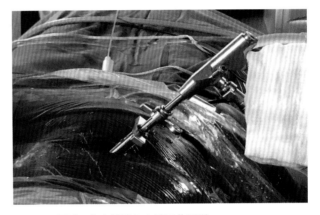

**图 5.1**　通过工作套管置入内镜工作通道

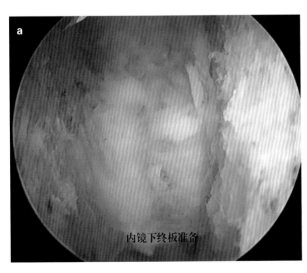
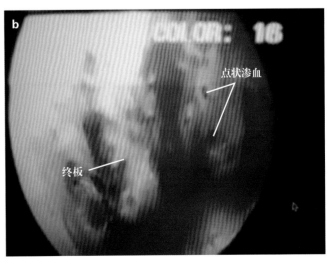

**图 5.2**　a、b. 可视化内镜下终板准备

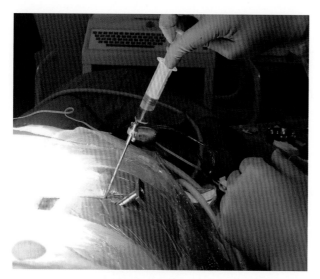

**图 5.3**　从髂骨抽取骨髓

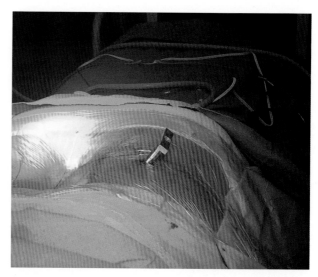

**图 5.4**　工作套管

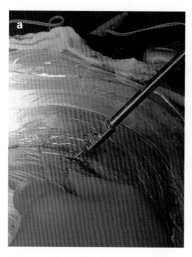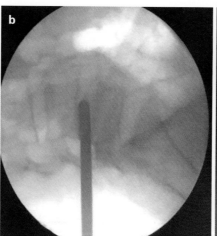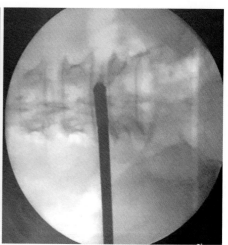

**图 5.5**　术中图像。a. 融合器传输工具。b. 侧位和正位透视引导下置入融合器

钉。使用 Jamshidi 针，在透视引导下经皮进入椎弓根。导丝沿 Jamshidi 针置入椎弓根，沿导丝置入逐级扩张器。使用椎弓根螺钉系统置入椎弓根螺钉，并完成连接棒的放置（图 5.6）。

## 临床疗效和并发症

自第一例记录在案的内镜下经椎间孔腰椎减压椎间融合术开展以来，已经过去了约 16 年。在这段时间里，通过该技术的发展和经验，使得手术创伤、副损伤越来越小，手术时间、住院时间越来越短，并发症风险越来越低，康复越来越快，使得患者可以早期恢复正常生活，并降低了护理成本。

术中并发症包括：终板骨折和融合器放置位置欠佳；在融合器置入时可能发生神经根损伤；较为常见的是，经椎间孔入路可能发生术后感觉障碍。但是一般来说，在大多数情况下，感觉障碍会在术后 3 周内缓解。

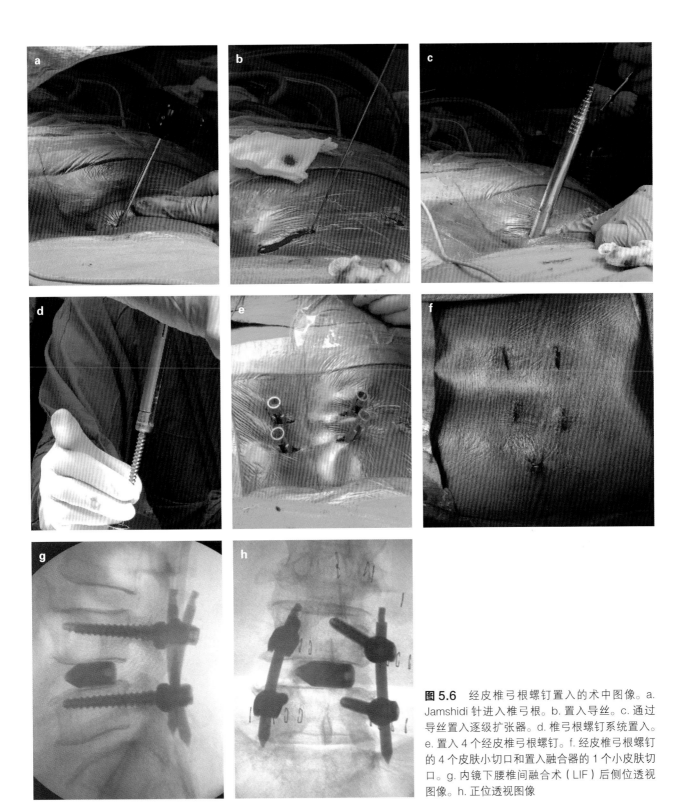

图 5.6　经皮椎弓根螺钉置入的术中图像。a. Jamshidi 针进入椎弓根。b. 置入导丝。c. 通过导丝置入逐级扩张器。d. 椎弓根螺钉系统置入。e. 置入 4 个经皮椎弓根螺钉。f. 经皮椎弓根螺钉的 4 个皮肤小切口和置入融合器的 1 个小皮肤切口。g. 内镜下腰椎间融合术（LIF）后侧位透视图像。h. 正位透视图像

## 与 TLIF 技术相比的优势

以下是 Endo-TLIF 相比较开放融合手术或 MIS-TLIF 的主要优势：

· 手术时间明显减少。

· 手术团队的压力小。

· 内镜下可以更好地显示神经减压和终板准备的充分性。

· 手术可以在硬膜外麻醉下进行。

· 椎旁肌肉损伤小，骨性结构得以保留。

· 术中失血极少，几乎不需要输血。

· 术中或术后的并发症发生率低。

· 患者住院周期短。

· 阿片类药物使用时间短。

· 康复周期短。

· 早日恢复正常生活。

· 中长期随访成功率高。

## 结论

　　Endo-TLIF 是所有腰椎间融合术中创伤最小的一种，其核心概念和早期结果是值得推广的。然而，该技术需要复杂和较长的学习曲线，特别是对于那些没有接受过内镜技术培训的人。

## 参考文献

[1] Osman SG. Endoscopic transforaminal decompression, interbody fusion, and percutaneous pedicle screw implantation of the lumbar spine: a case series report. Int J Spine Surg 2012;6: 157–166.

[2] Kolcun JPG, Brusko GD, Basil GW, Epstein R, Wang MY. Endoscopic transforaminal lumbar interbody fusion without general anesthesia: operative and clinical outcomes in 100 consecutive patients with a minimum 1-year follow-up. Neurosurg Focus 2019;46(4):E14.

[3] Birkenmaier C, Komp M, Leu HF, Wegener B, Ruetten S. The current state of endoscopic disc surgery: review of controlled studies comparing full-endoscopic procedures for disc herniations to standard procedures. Pain Physician 2013; 16(4):335–344.

[4] Ahn Y, Youn MS, Heo DH. Endoscopic transforaminal lumbar interbody fusion: a comprehensive review. Expert Rev Med Devices 2019; 16(5):373–380.

[5] Kambin P. Arthroscopic microdiscectomy. Arthroscopy 1992;8(3):287–295.

# 第6章
## 后路腰椎间融合术

*J. K. B. C. Parthiban*

李玉伟 / 译　苏　锴 / 审校

## 引言

Briggs 与 Milligan 在 1944 年首次对后路腰椎间融合术（Posterior Lumbar Interbody Fusion，PLIF）进行了描述，随后，Jaslow 及 Cloward 分别于 1946 年和 1953 年对该术式进行了进一步的修改。3 位学者使用了不同骨块来进行椎体间置入，其中，Briggs 使用的是局部切除的椎板，Jaslow 使用的是棘突。Cloward 则采用了自体髂骨移植，与先前的其他 PLIF 技术或后外侧横突间融合术（Postero Lateral Fusions，PLF）相比，该技术融合率更高（＞85%），这使得 PLIF 技术真正流行起来。通过向中央牵拉硬膜与神经根，以便从关节突关节内侧进行椎间盘切除和终板准备。然而这种通过手部动作进行的步骤，如果未经训练，易导致如硬膜损伤、移植物挤压、蛛网膜炎等并发症。直到 20 世纪 90 年代，随着椎间器械和植入物的引入，才使得 PLIF 易于实施，并发症发生率也获得了预期的改善，此后也获得了更广泛的应用。尽管椎体间融合方式多种多样，但基本原理均源于 PLIF，PLIF 如今仍是许多外科医生的常用术式。

## 适应证

PLIF 的适应证包括导致脊柱不稳需要牢固固定的疾病，如腰椎滑脱、退行性侧弯和椎管狭窄。对于关节突关节基本正常，因黄韧带肥大而继发的神经源性跛行患者，PLIF 也是推荐术式。适应证可扩展到包括复发性腰椎间盘突出症、椎间盘炎、继发于退行性椎间盘疾病的腰背痛及融合失败。该术式最好应用于 L4~L5、L5~S1，以免损伤马尾神经。

## 术前计划

有腰椎病理改变且关节突关节相对正常的患者，是进行 PLIF 的最佳选择患者，且无须切除关节突关节。然而，若存在关节突关节肥大导致的相关神经根疼痛时，关节突关节则需要部分切除。常规 MRI 检查可能无法判断是否存在脊柱不稳，站立位的动力位 X 线片则有助于辨别（图 6.1）。包括髋关节的脊柱全长 X 线片有助于测量骨盆参

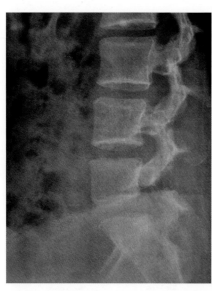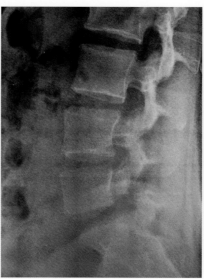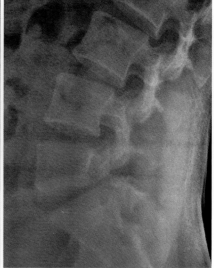

**图 6.1**　腰椎动力位 X 线片显示腰椎不稳及峡部裂

数，辨别腰椎前凸及胸椎后凸，从而有助于评估脊柱平衡。CT 有助于评估椎弓根大小、形态和有无峡部裂，尤其有助于发现发育不良性脊柱滑脱等。MRI 可评估邻近椎间盘和关节突关节的形态，以便预估融合效果，同时 MRI 可识别罕见的神经异常，例如联合神经根。

## 手术步骤

PLIF 手术流程包括以下 4 个步骤：

（1）显露和椎弓根螺钉置入。

（2）减压和 PLIF 路径的显露。

（3）椎间盘切除和终板准备。

（4）椎间移植物和融合器置入。

### 显露和椎弓根螺钉置入

行气管插管后，患者取俯卧位，下方放置两个体位垫以保持腰椎前凸。可通过髂嵴定位，手

术区域画线标记。取正中切口，贴着棘突表面将椎旁肌从侧面分离，显露所需水平的关节突关节和横突基底部，电刀有助于显露及止血，也有少部分外科医生倾向使用尖锐手术刀进行分离。使用电刀烧灼时，应注意不要损坏运动节段的关节囊，这是避免相邻节段退变的关键。同时，这种显露也为可能需要的后外侧植骨提供了足够的空间，并为椎弓根螺钉的置入提供了良好准备。对椎板、关节突关节、椎板间隙进行清晰彻底的显露是正确定位置入螺钉的先决条件（图 6.2）。

### 减压和 PLIF 路径的显露

应用咬骨钳去除棘间韧带，显露椎板间隙，在此过程中切除棘突的下半部分，保留上半部分以保持相邻运动节段的后纵韧带复合体。以前通常使用骨凿、骨锤，如今则多应用高速钻头和 45° 椎板咬骨钳来建立置钉点，然而过多使用磨钻可导致局部骨量丢失，应尽量减少使用的时间。接着按常规方式由头端向尾端去除黄韧带，避免损

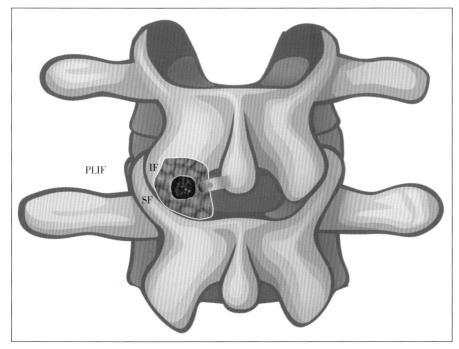

**图 6.2** PLIF 螺钉置入位置示意图。
IF，下关节突；SF，上关节突

伤硬脊膜。关节突关节轻度肥大时可能不需要切除下关节突，也有外科医生倾向于切除下关节突的内侧 1/3，以便于硬膜向中央牵拉。当关节突肥大时，切除上位椎板下部以及上位椎体的下关节突，露出下位椎体上关节突的关节面（图 6.3）。可进一步去除上关节突内侧 1/3，以便于充分减压侧隐窝（图 6.4 和图 6.5）。随后，切除下位椎板上缘，向外扩至椎弓根，此步骤应小心操作，因为在该平面黄韧带附着点与硬脊膜毗邻（图 6.6）。在对侧完成相同步骤。

一旦去除周围黄韧带（图 6.7），可显露椎管

内区域，包含硬膜、走行根、纤维环外的硬膜外静脉丛和椎体后缘（图 6.8）。沿硬膜边缘向椎间隙逐步清除椎管内可见的硬膜外静脉丛，用小电量（6~10 W）双极电凝烧灼、止血钳和棉片控制硬膜外静脉丛出血（图 6.9），而后使用显微剪刀剪断烧灼后的静脉丛（图 6.10）。硬膜和神经根在神经根牵开器的帮助下轻轻向中央牵拉，可通过在硬膜外腔的上方和下方放入棉片进行固定（图 6.11），这种技术年代久远，但在保持神经根远离和保护神经方面非常可靠。在硬膜外侧与修整过的关节突关节突内侧之间的区域显露椎间盘纤维

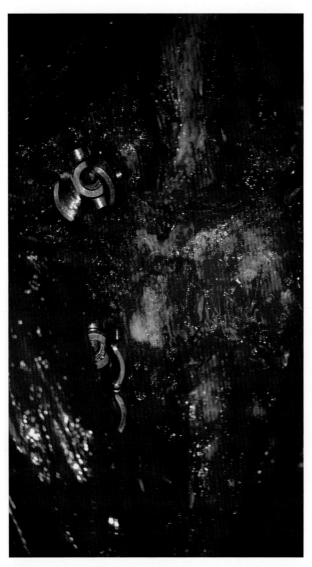

**图 6.3**　切除上位椎体的下关节突

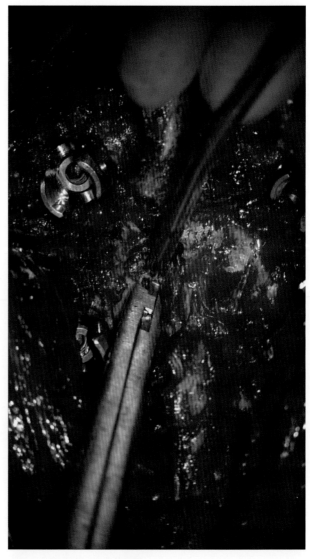

**图 6.4**　切除上关节突内侧 1/3

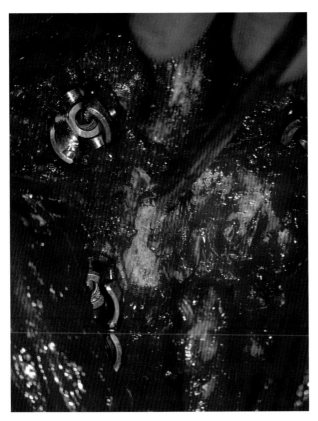

**图 6.5**　去除内侧 1/3 时，观察到上关节突的关节面

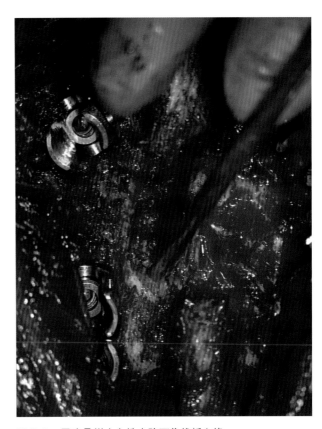

**图 6.6**　用咬骨钳小心地去除下位椎板上缘

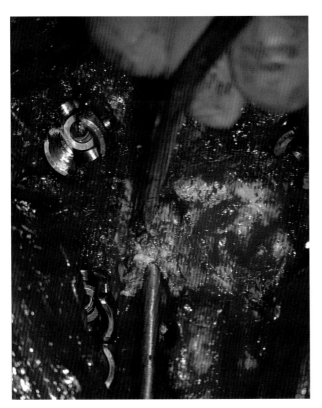

**图 6.7**　上提切除黄韧带

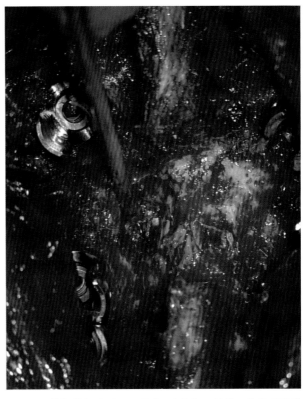

**图 6.8**　黄韧带切除后可见硬膜、走行根、纤维环外的硬膜外静脉丛和椎体后缘

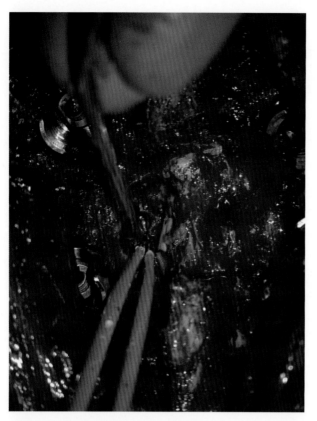

**图 6.9**    双极烧灼硬膜外 Batson 静脉丛

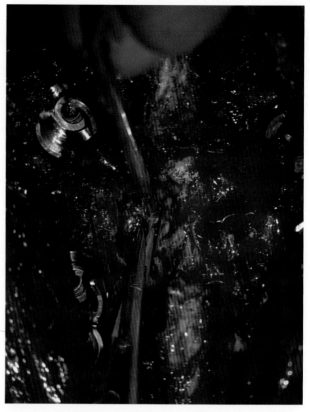

**图 6.10**    使用显微剪刀剪断烧灼后的静脉丛

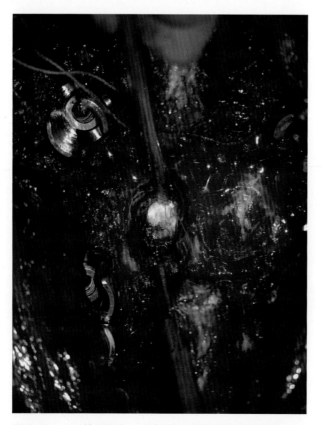

**图 6.11**    上下放置棉片，以拨开保护神经根并显露纤维环

环，以便进一步手术。对侧的侧隐窝减压可通过去除周围骨质和切除对侧椎板来完成（图 6.12）。

**椎间盘切除和终板准备**

尽可能在纵轴上沿硬膜边界、在横轴上沿椎体边缘水平切割纤维环，像取蛋糕一样将其环形整体取出（图 6.13）。这个纤维环的切口是取出椎间盘的主要窗口，建议不要将硬膜牵过中线，以免牵拉损伤神经，尤其是在 L4~L5 或更高节段。对于椎管严重狭窄或粘连较重的患者，这个纤维环的切口偏小，可通过骨凿切除部分椎体后上缘经软骨终板缘进入椎间隙以扩大该切口，侧方则应尽可能靠近椎弓根方向扩大。使用圆头髓核钳经环形切口将退变的椎间盘中间部分分块取出，还可使用成角髓核钳掏取远离中间部分的椎间盘。术者可以探查感觉到椎间隙前缘，在此过程中应

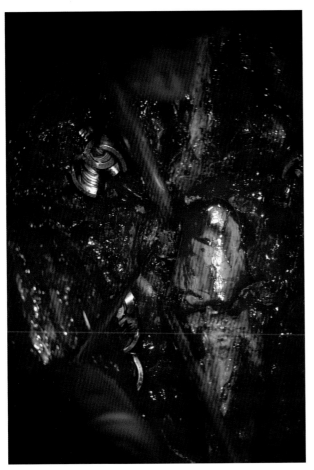

**图 6.12**　对侧椎板切除显露对侧的侧隐窝

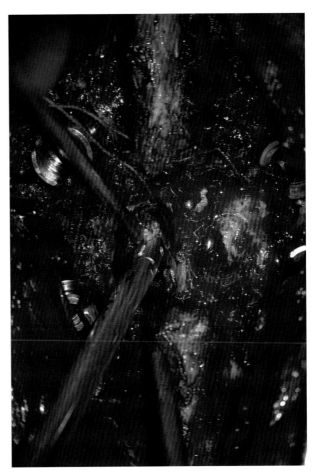

**图 6.13**　环形切除椎间盘

注意不要用力，因为椎间盘内很滑，前纤维环中心部分则较宽，尝试朝向前缘用力插入髓核钳时，意外穿透前纤维环和前纵韧带带来的后果可能是灾难性的。

用刮匙刮除椎间隙内相邻椎体表面的软骨终板，刮匙应贴着椎弓根皮质进出（图 6.14a、b），在远端和边缘则使用边缘更粗糙的刮匙（图 6.14c、d）。随后进行终板准备，依次增加铰刀、小骨凿和弯曲锐器的尺寸，以利于骨移植。完成上述步骤即可进行椎间隙植骨，可在另一侧重复相同的程序，尤其是计划双侧置入融合器时。

**椎间移植物和融合器置入**

在 LIF 手术中，植骨融合的生物学材料由自体椎板棘突颗粒或自体髂骨颗粒组成（经典 PLIF）。椎间隙内置入的皮质松质骨，需要压实填充远离椎体后缘数毫米，以防止任何置入骨游离或嵌塞入椎管（图 6.15）。

多种类型的植骨置入技术被不同学者所尝试（图 6.16），自体骨置入的优势是避免了植骨的相关发病率。在经典 PLIF 手术中，是将由髂嵴切取三皮质骨和双皮质骨，修整后置入椎间隙（图 6.17）。

除了植骨，通常还需在椎间置入刚性融合器，以实现机械稳定与间接撑开减压，在维持椎间隙高度的基础上进行矢状位矫正。椎间融合器为前柱和椎弓根螺钉提供了机械支撑，以防止椎间隙下沉（图 6.18）。近数十年来，常用的融合器包括 BAK（Bagby and Kuslich）圆柱形多孔不锈钢融合器、Brantigan CFRP（碳纤维增强聚合物）融

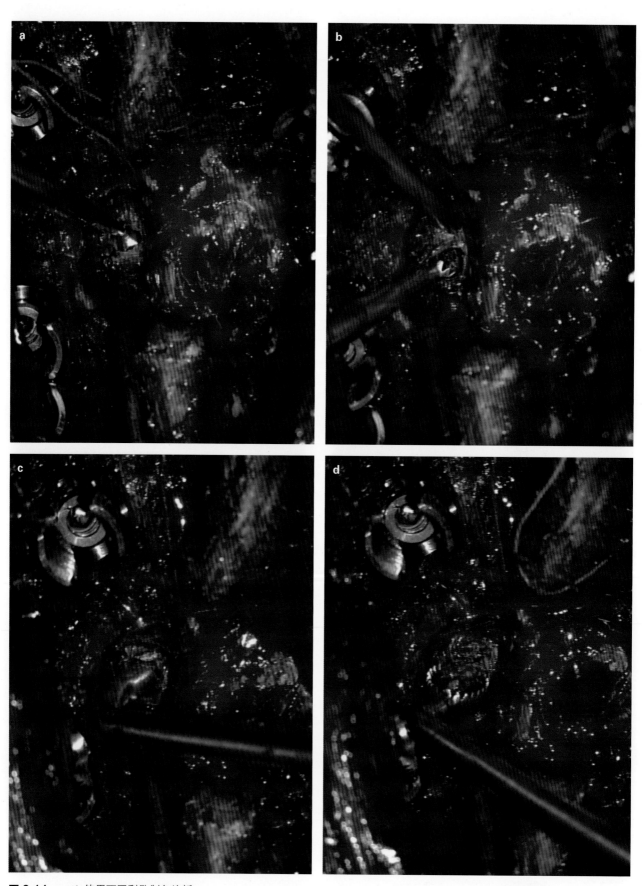

**图 6.14** a~d. 使用不同刮匙制备终板

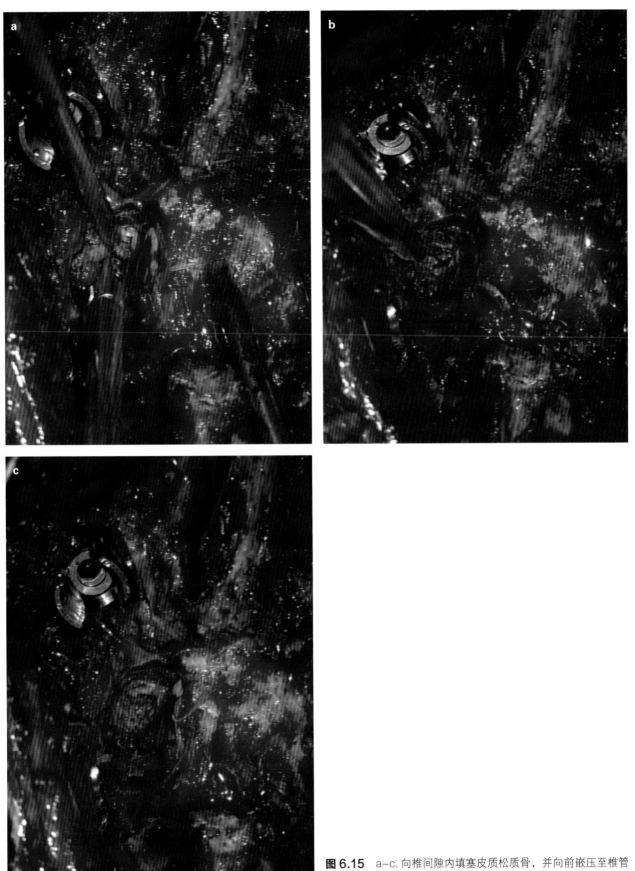

**图 6.15**　a~c. 向椎间隙内填塞皮质松质骨，并向前嵌压至椎管前数毫米

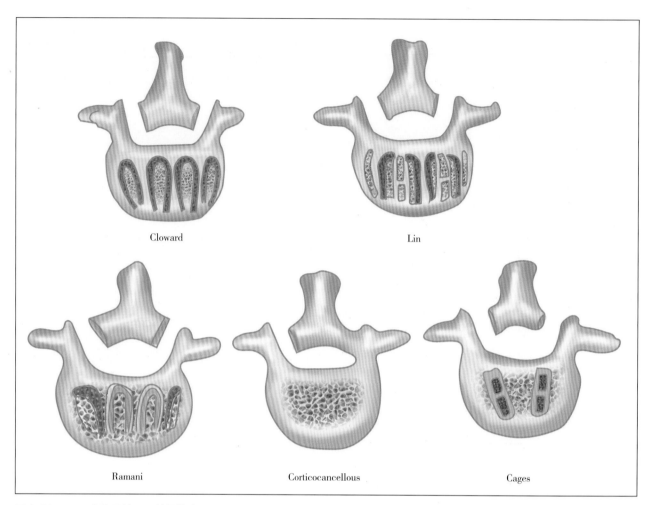

Cloward

Lin

Ramani

Corticocancellous

Cages

**图 6.16**　PLIF 中使用的不同植骨技术

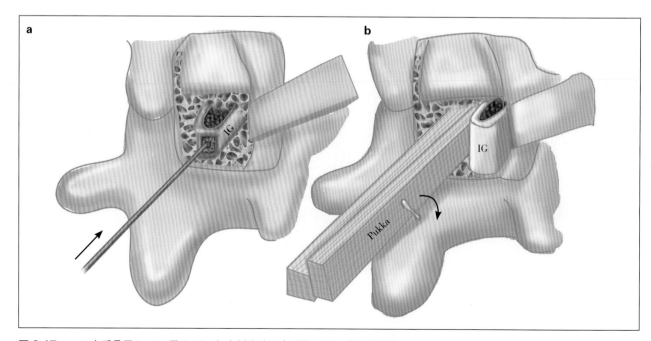

a

b

IG

IG

Pukka

**图 6.17**　a. 三皮质骨置入。b. 用 Pukka 向内侧移动三皮质骨。IG，椎间移植物

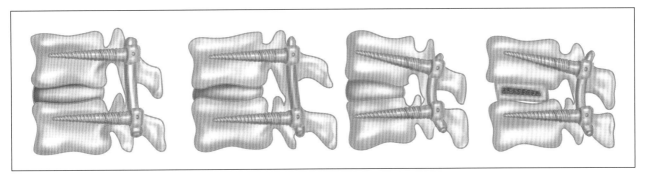

**图 6.18**　椎间融合器为前柱和椎弓根螺钉提供了机械支撑，以防止椎间隙下沉

合器、钛融合器、PEEK（聚醚醚酮）融合器，这些融合器通常与骨粒一起置入椎间隙。PLIF 使用的是子弹形状的 PEEK 融合器，在此过程中内倾角尽可能小，几乎完全垂直进入双侧均已准备好的椎间隙。置入椎弓根螺钉并初步撑开后，在椎间隙前部填充修整过的松质骨粒，再置入融合器（图 6.19），由于 PLIF 手术通路比 TLIF 更窄，融合器的宽度不能过大，因此子弹形融合器是更好的选择。再用钛棒连接固定椎弓根螺钉（图 6.20），轻度加压固定以保持腰椎前凸（图 6.21）。

当出现诸如椎间隙结构异常、神经根异常或神经根向中央牵拉受限（多继发于硬膜外瘢痕形

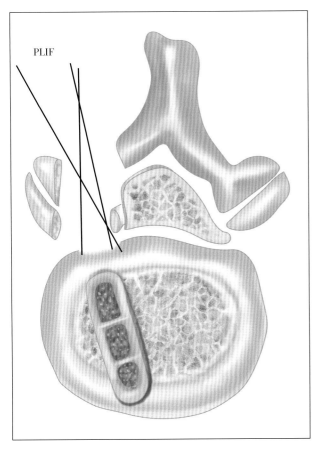

**图 6.19**　椎间融合器置入椎间隙前部

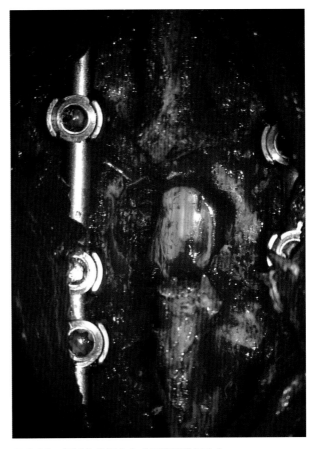

**图 6.20**　通过钛棒固定完成后路腰椎间融合

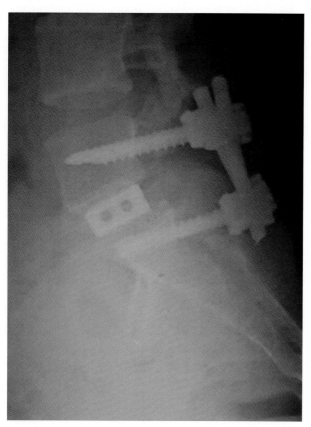

**图 6.21**　术后 X 线片显示后路腰椎间融合结构区具有良好的前凸

成）以致无法安全进入椎间隙时，可以放置单侧融合器，其效果与双侧融合器基本一致。多种研究已证明，单侧融合器与双侧融合器相比同样稳定牢靠，椎间融合器的位置不会影响融合稳定性，而双侧椎弓根螺钉的良好固定则有助于使融合更加稳定。建议椎间隙应填充约 77% 空间的骨质，以利于融合，因此置入融合器前应先进行植骨。Closkey 等通过体外分析发现，植骨覆盖终板的范围需超过 30%，才能顺利由椎体间的骨性结构传递负荷。

## 临床疗效和并发症

　　PLIF 的临床疗效和影像学结果受多种因素影响，如外科医生的技术水平、终板准备情况、融合器和植骨的类型、减压的充分性、内固定选择的类型，但最重要的是对患者适应证的正确把握。一篇纳入了 9 项研究的 Meta 分析比较了 PLF 和 PLIF 在治疗存在峡部裂的腰椎滑脱患者疗效的差异性，结果显示 PLF 的融合率较低 [P=0.005，比值比（OR）=0.29（0.14，0.58）]。无论使用何种椎间融合器，PLIF 的融合率均为 72%~95%，这表明融合的关键在于充分的终板准备。髂骨是植骨融合的优良材料，但据报道移植部位的发病率约为 25%。对于双节段 PLIF，85% 的患者可达到完全融合，骨不连主要发生于尾端节段（主要是 L5~S1）。有研究表明，即便单独使用自体骨质进行单节段融合，融合率也很高，且不会影响矢状面平衡。另一项研究则显示，单独使用自体骨融合术后的改良 JOA 评分从 10.8 分显著改善至 19.6 分，平均恢复率为 47.7%。

## 结论

　　PLIF 是所有 LIF 技术的前身，在技术上具有挑战性。该术式提供了充分的前柱支撑和良好的融合，且无须前路切口。术中椎管内术野的良好暴露、硬膜与神经根小心向中央牵拉、避免融合器尺寸过大，这是 PLIF 手术成功和术后疗效更好的关键，这些步骤需要仔细学习。

## 要点和技巧

　　· PLIF 最适用于 L5~S1 节段，因为该节段的椎板间隙更宽。一般情况下，在 L4~L5、L5~S1 均可轻松完成双侧手术。

　　· 当从单侧入路时，单独应用皮质松质骨植骨即可，这适用于所有节段。

·硬膜和神经根向中央牵拉可能导致神经损伤，尤其是在 L4~L5 或更高水平。避免损伤的技巧包括使用适当尺寸的融合器，以及切除部分双侧下关节突以方便向中央牵拉。

·部分外科医生倾向于保留棘间韧带的背侧 1/3，保持张力带以限制神经根过度牵拉。

·如果融合器不能放置在中线内侧或者向内成角，可以单独使用皮质松质骨填充进行融合（图 6.22）。

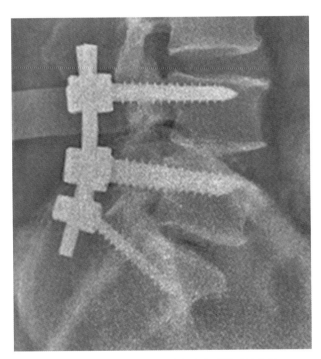

**图 6.22**　L4~L5 PLIF 中使用带棘突的皮质松质骨移植

## 参考文献

[1] Briggs H, Milligan P. Chip fusion of the low back following exploration of the spinal canal. J Bone Joint Surg. 1944;26:125–130.

[2] Jaslow IA. Intercorporal bone graft in spinal fusion after disc removal. Surg Gynecol Obstet 1946;82:215–218.

[3] Cloward RB. The treatment of ruptured lumbar intervertebral discs by vertebral body fusion. I. Indications, operative technique, after care. J Neurosurg 1953;10(2):154–168.

[4] Cole CD, McCall TD, Schmidt MH, Dailey AT. Comparison of low back fusion techniques: transforaminal lumbar interbody fusion (TLIF) or posterior lumbar interbody fusion (PLIF) approaches. Curr Rev Musculoskelet Med 2009; 2(2):118–126.

[5] Turner JA, Ersek M, Herron L, et al. Patient outcomes after lumbar spinal fusions. JAMA 1992;268(7):907–911.

[6] Fogel GR, Toohey JS, Neidre A, Brantigan JW. Is one cage enough in posterior lumbar interbody fusion: a comparison of unilateral single cage interbody fusion to bilateral cages. J Spinal Disord Tech 2007;20(1):60–65.

[7] Ames CP, Acosta FL Jr, Chi J, et al. Biomechanical comparison of posterior lumbar interbody fusion and transforaminal lumbar interbody fusion performed at 1 and 2 levels. Spine 2005;30(19): E562–E566.

[8] Chen HH, Cheung HH, Wang WK, Li A, Li KC. Biomechanical analysis of unilateral fixation with interbody cages. Spine 2005;30(4):E92–E96.

[9] Kettler A, Schmoelz W, Kast E, Gottwald M, Claes L, Wilke HJ. In vitro stabilizing effect of a transforaminal compared with two posterior lumbar interbody fusion cages. Spine 2005;30(22): E665–E670.

[10] Harris BM, Hilibrand AS, Savas PE, et al. Transforaminal lumbar interbody fusion: the effect of various instrumentation techniques on the flexibility of the lumbar spine. Spine 2004; 29(4):E65–E70.

[11] Heth JA, Hitchon PW, Goel VK, Rogge TN, Drake JS, Torner JC. A biomechanical comparison between anterior and transverse interbody fusion cages. Spine 2001;26(12):E261–E267.

[12] Wang ST, Goel VK, Fu CY, et al. Posterior instrumentation reduces differences in spine stability as a result of different cage orientations: an in vitro study. Spine 2005;30(1):62–67.

[13] Javernick MA, Kuklo TR, Polly DW Jr. Transforaminal lumbar interbody fusion: unilateral versus bilateral disk removal—an in vivo study. Am J Orthop 2003;32(7):344–348, discussion 348.

[14] Prolo DJ, Oklund SA, Butcher M. Toward uniformity in evaluating results of lumbar spine operations. A paradigm applied to posterior lumbar interbody fusions. Spine 1986;11(6): 601–606.

[15] Closkey RF, Parsons JR, Lee CK, Blacksin MF, Zimmerman MC. Mechanics of interbody spinal fusion. Analysis of critical bone graft area. Spine 1993;18(8):1011–1015.

[16] Luo J, Cao K, Yu T, et al. Comparison of posterior lumbar interbody fusion versus posterolateral fusion for the treatment of isthmic spondylolisthesis. Clin Spine Surg 2017;30(7): E915–E922.

[17] Fuji T, Oda T, Kato Y, Fujita S, Tanaka M. Posterior lumbar interbody fusion using titanium cylindrical threaded cages: is optimal interbody fusion possible without other instrumentation? J Orthop Sci 2003;8(2):142–147.

[18] Brantigan JW, Steffee AD, Lewis ML, Quinn LM, Persenaire JM. Lumbar interbody fusion using the Brantigan I/F cage for posterior lumbar interbody fusion and the variable pedicle

screw placement system: two-year results from a Food and Drug Administration investigational device exemption clinical trial. Spine 2000;25(11):1437–1446.

[19] Arnold PM, Robbins S, Paullus W, Faust S, Holt R, McGuire R. Clinical outcomes of lumbar degenerative disc disease treated with posterior lumbar interbody fusion allograft spacer: a prospective, multicenter trial with 2-year follow-up. Am J Orthop 2009;38(7):E115–E122.

[20] Kuslich SD, Danielson G, Dowdle JD, et al. Fouryear follow-up results of lumbar spine arthrodesis using the Bagby and Kuslich lumbar fusion cage. Spine 2000;25(20):2656–2662.

[21] Manabe H, Sakai T, Morimoto M, et al. Radiological outcomes of posterior lumbar interbody fusion using a titanium-coated PEEK cage. J Med Invest 2019;66(1.2):119–122.

[22] Gibson S, McLeod I, Wardlaw D, Urbaniak S. Allograft versus autograft in instrumented posterolateral lumbar spinal fusion: a randomized control trial. Spine 2002;27(15):1599–1603.

[23] Aono H, Takenaka S, Nagamoto Y, et al. Fusion rate and clinical outcomes in two-level posterior lumbar interbody fusion. World Neurosurg 2018; 112:e473–e478.

[24] Govindasamy R, Solomon P, Sugumar D, Gnanadoss JJ, Murugan Y, Najimudeen S. Is the cage an additional hardware in lumbar interbody fusion for low grade spondylolisthesis? a prospective study. J Clin Diagn Res 2017;11(5):RC05–RC08.

[25] Takahashi Y, Okuda S, Nagamoto Y, Matsumoto T, Sugiura T, Iwasaki M. Effect of segmental lordosis on the clinical outcomes of 2-level posterior lumbar interbody fusion for 2-level degenerative lumbar spondylolisthesis. J Neurosurg Spine 2019;1–6. doi: 10.3171/2019.4.SPINE181463. [Epub ahead of print].

[26] Davne SH, Myers DL. Complications of lumbar spinal fusion with transpedicular instrumentation. Spine 1992;17(6, Suppl):S184–S189.

[27] Barnes B, Rodts GE Jr, Haid RW Jr, Subach BR, McLaughlin MR. Allograft implants for posterior lumbar interbody fusion: results comparing cylindrical dowels and impacted wedges. Neurosurgery 2002;51(5):1191–1198, discussion 1198.

[28] Okuda S, Miyauchi A, Oda T, Haku T, Yamamoto T, Iwasaki M. Surgical complications of posterior lumbar interbody fusion with total facetectomy in 251 patients. J Neurosurg Spine 2006;4(4): 304–309.

# 第 7 章
## 侧方腰椎间融合术：极外侧腰椎间融合术 / 直接侧方腰椎间融合术

*Yong Hai, Peng Yin, Yaoshen Zhang, Yiqi Zhang*

朱卉敏 / 译 宋 亚 / 审校

➢ 引言

➢ 适应证和禁忌证

➢ 术前计划

➢ 手术技术

· 患者准备

· 切口和腹膜后入路

· 横穿腰大肌

· 椎间盘处理和融合器置入

· 闭合

➢ 病例

➢ 术后护理

➢ 临床结果

➢ 并发症

➢ 结论

## 引言

20 年来，用于治疗各种退行性腰椎疾病的腰椎间融合术显著增加。各种腰椎间融合术被开展和推广，如前路腰椎间融合术（ALIF）、后路腰椎间融合术（PLIF）、经椎间孔腰椎间融合术（TLIF）以及侧方腰椎间融合术（LLIF）。虽然传统开放脊柱手术可获得满意的疗效，但肌肉和韧带的广泛破坏常导致术后剧烈疼痛、肌肉萎缩和功能障碍。最近，由于具有微创手术的优势，极外侧腰椎间融合术（XLIF）/ 直接侧方腰椎间融合术（DLIF）被引入脊柱融合术。XLIF（NuVasive，SanDiego，CA）和 DLIF（Medtronic，Memphis，TN）在本质上属于相同类型的手术，命名不同的原因是两家公司的手术器械不同。XLIF 利用了独特的手术通道，因此该融合技术可以提供最大限度的椎间盘切除、终板处理以及神经的间接减压。Ozgur 等在 2006 年首次描述了 XLIF，由于术中神经监测技术的进步，该技术可以建立一个安全的显露通道。XLIF 通过一个微创侧方腹膜后、经腰大肌入路到达目标椎间盘位置。本章概述了 XLIF 的术前计划、适应证、禁忌证、手术技术、临床结果和并发症。

## 适应证和禁忌证

XLIF 技术最适合于 L2~L4 的椎间融合。患者通常患有退变性椎间盘疾病伴或不伴腰椎不稳，节段不稳所致的盘源性疼痛，腰椎管狭窄（LSS），退变性脊柱侧弯，邻椎病，退变性滑脱（Ⅰ 或 Ⅱ度）。XLIF 可在 L1/L2 椎间隙进行，但需要切除第 12 肋或沿第 12 肋向下移动。该技术也可在 L4/L5 椎间隙进行，但有较高的神经根损伤风险。另外，

还需要确定髂嵴高度，以明确是否能直接到达 L4/L5 椎间隙。相对禁忌证包括 L5~S1 水平，退变性滑脱（Ⅲ或Ⅳ度），严重的退变性侧弯，以及双侧腹膜后瘢痕。另外，XLIF 技术可联合后路分期减压固定或后外侧融合。

## 术前计划

详细的术前计划是 XLIF 手术成功的关键；因此，作者建议术前细致的医疗评估和心血管评估。此外，充分的放射性评估有助于避免手术入路的潜在问题。例如，在 L1/L2 水平，确认肋骨位置有助于防止术中出现不可预测的情况出现。在 L4/L5 水平，应检查髂嵴高度，以确保有空间能到达椎间盘位置。

## 手术技术

### 患者准备

采用 XLIF 技术的患者需要全身麻醉，并且患者需要以 90° 的侧卧体位被放置在一个可弯曲的手术台上（图 7.1）。用胶带横向固定患者，以确保骨盆远离脊柱，允许到达所有腰椎节段，尤其是 L4/L5。通过透视，确定目标节段，手术台应适当弯曲，以增加髂骨到肋骨的距离，以便能直接到达椎间盘。如果患者被诊断为退变性脊柱侧弯，作者倾向于从凹侧进入。

### 切口和腹膜后入路

术区皮肤消毒后，在透视下，用两根克氏针来确定目标椎间盘的中心位置（图 7.2）。通过目

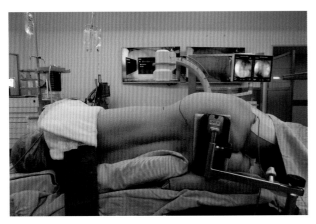

**图 7.1**　患者被置于一个可弯曲的手术台上，以 90° 的侧卧体位。这个姿势可用来抬高和拉长髂骨与肋骨之间的距离

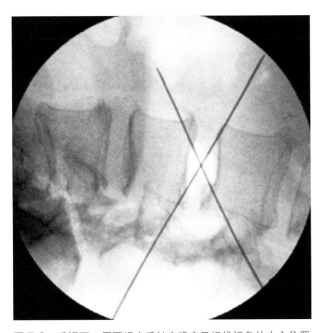

**图 7.2**　透视下，用两根克氏针来确定目标椎间盘的中心位置

标椎间盘中心，沿前后方向画一条线。再通过邻近椎体的中心沿上下方向画一条线。在两条线交叉的位置做一个小的皮肤切口，插入无创组织扩张器和一个可扩张的牵开器，这将作为工作通道。经切口从后外侧将食指伸入腹膜后间隙，并分开间隙。在这一步，应识别腹外侧肌层（腹外斜肌、腹内斜肌、腹横肌、腹横筋膜），逐层打开，直到腹膜后脂肪层。该步骤的主要目的是确保腹膜的

所有外侧附着物都被释放，以保证从外侧安全进入（图 7.3）。

## 横穿腰大肌

确定腹膜后间隙，将食指顶至外侧皮肤下，在这个位置直接切口用于放置逐级扩张器。在腹膜后用手指来引导逐级扩张器从切口安全到达腰大肌（图 7.4）。将逐级扩张器放在腰大肌的表面，然后通过透视确定目标椎间盘的位置。用逐级扩张器直接分离腰大肌，直至到达目标椎间盘。肌电监测系统用于评估腰神经根与逐级扩张器的接近程度（图 7.5）。通过逐级扩张器放置可扩张牵开器（图 7.6）。

## 椎间盘处理和融合器置入

在光源照射下，手术步骤与常规开放手术一样：间盘切除，终板处理，植入物置入。首先，进行彻底的椎间盘切除。前后方向上至少进行 18 mm 长的纤维环切开。纤维环切开应位于目标椎间盘的前外侧部分。通过 Cobb 处理器来切除椎间盘和松解对侧纤维环，以便能置入一个长的融合器。枪钳、刮匙、铰刀、刮刀以及其他器械都可以用来切除间盘和处理终板，以便融合。椎间盘切除完成后，带有混合自体骨和人工骨的 XLIF 融合器被横向置入目标椎间隙。融合器应放置在骺环的两侧边缘以获得最大的终板支撑、恢复椎间高度和矫正不平衡（图 7.7）。是否内固定，应根据患者情况来确定。

## 闭合

松开并缓慢移除可扩张牵开器，观察腰大肌并止血。逐层缝合切口。

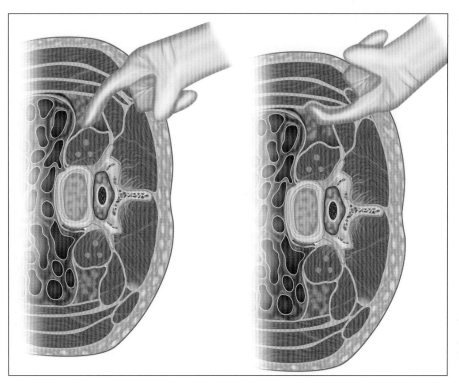

**图 7.3** 用食指来进行腹膜后分离。钝性分离通过腹膜外肌层进入腹膜后间隙。手指插入腹膜后间隙进行游离。用手指来扩大切口的深度和向后的空间

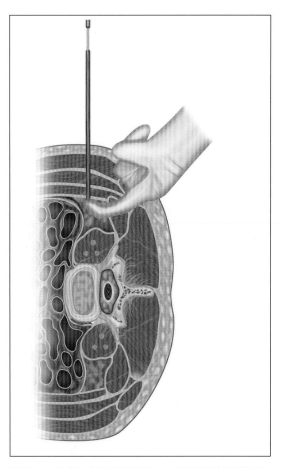

**图 7.4** 手指放在腹膜后间隙，来引导逐级扩张器从切口安全到达腰大肌

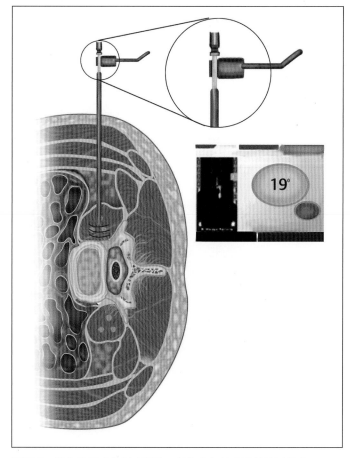

**图 7.5** 肌电监测系统用来评估腰神经根与扩张器的接近程度

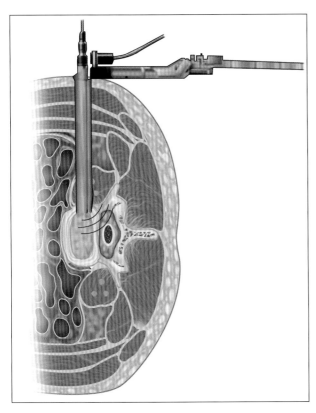

**图 7.6**　通过逐级扩张器置入可扩张牵开器

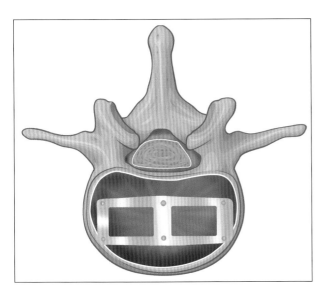

**图 7.7**　极外侧椎间融合器横跨两侧骺环以提供最大的椎体支撑

## 病例

腰椎管狭窄是 XLIF 的适应证。患者男性，66 岁，下腰疼 40 年，加重 3 个月。被诊断为 "腰椎管狭窄"，并行 XLIF 手术。术后椎间高度恢复，症状缓解（图 7.8）。

退变性脊柱侧弯也是 XLIF 的适应证。患者女性，49 岁，下腰部畸形 4 年，间歇性跛行逐渐加重。患者进行了分期手术。一期进行了 3 个节段的 XLIF，1 个月后进行后路矫形手术，术后症状缓解，角度从 56.6° 降到 6.9°（图 7.9）。

## 术后护理

应鼓励 XLIF 手术患者在手术当天下床行走，来帮助患者恢复肌肉功能和力量。由于 XLIF 手术微创，术后疼痛较轻。因此，患者可能只需要住院一晚就可以出院。作者建议患者佩戴腰椎支具至少 3 个月，直到融合。

## 临床结果

据报道，XLIF 手术的融合率约为 90%。Rodgers 等对患者平均回访 17.3 个月，证明 XLIF 的融合率达 93.2%。Berjano 等通过对 77 例患者的回顾，证明 XLIF 的融合率为 98%。Malham 等对患者进行 1 年的随访，证明 XLIF 的融合率为 85.3%。

XLIF 被认为是一种通过恢复和（或）增加椎间孔高度来对神经根减压的有效方法。Alimi 等报道了 145 例 XLIF 手术，椎间孔高度平均增加 2.5 mm。Oliveira 等报道了 43 个节段的 XLIF 手术，椎间孔高度平均增加 13.5%。Malham 等报道

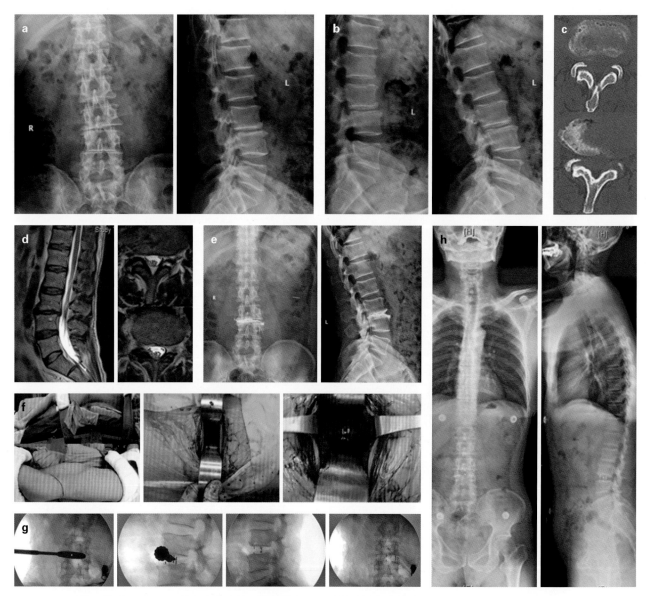

**图 7.8**　a. 腰椎 X 线片显示 L3/L4 椎间高度降低、椎体滑移。b. 过伸过屈位 X 线片显示 L3/L4 节段不稳定。c、d. CT 和 MRI 显示 L3/L4 狭窄。e. 椎间盘造影可确定责任节段。f、g. 体位、椎管内图像、融合器置入。h. 术后脊柱全长 X 线片

了 79 个节段的 XLIF 手术，术后第 2 天椎间孔高度增加约 38%。Caputo 等报道了 30 例行 XLIF 的退变性腰椎侧弯的患者，神经根孔的高度增加达 80.3%。

　　有研究认为 XLIF 联合单侧或双侧椎弓根钉固定可增加腰椎前凸，双侧固定可提供更强的稳定性。Alimi 等报道，对于单侧症状性椎间孔狭窄患者，术后 11 个月左右，XLIF 联合单侧椎弓根钉固定可有效缓解神经根症状并维持单侧椎间孔高度。

Fogel 等在 7 具尸体的 L4/L5 节段比较了 XLIF 单独使用融合器与联合固定的效果，他们认为双侧椎弓根钉固定可提供最大的稳定性。与 Fogel 等的研究结果一致，Phillips 等的研究包含了 107 例行 XLIF 的退变性侧弯患者。

　　矢状面平衡的恢复利于维持节段前凸。XLIF 技术有很强的恢复冠状面平衡的能力，例如治疗退变性侧弯。当前的一些研究认为 XLIF 还有改善腰椎前凸的能力。Watkins 等认为 XLIF 可矫

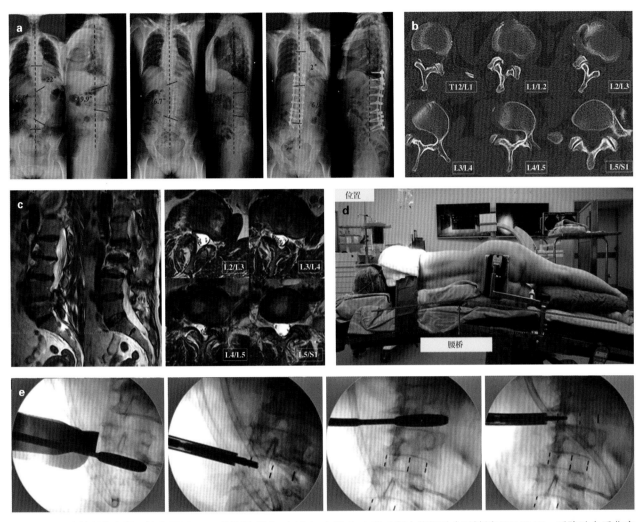

**图 7.9**　a. 术前脊柱全长 X 线片显示 56.6° 的腰椎侧弯，L2/L3、L3/L4、L4/L5 侧方椎间融合后被矫正至 26.7°，后路融合后曲度降至 6.9°。b、c. CT 和 MRI 显示 L4/L5 左侧椎管狭窄。d、e. 凹侧入路行一期 XLIF 融合

正 2.2° 的前凸。Sharma 等和 Acosta 等则分别认为 XLIF 可矫正 2.8° 和 2.9° 前凸。然而，一些研究认为 XLIF 仅能明显改善 2.4° 的 L4/L5 前凸。

## 并发症

　　XLIF 最常见的并发症是神经相关并发症，尤其是继发于生殖股神经损伤的短暂性大腿和腹股沟感觉异常。据报道，XLIF 术后感觉异常的发生率为 0.7%~62.7%。大多数患者的感觉异常在术后 4~12 周改善，术后 1 年约 90% 的感觉异常恢复。

XLIF 术后短暂性股四头肌或腰大肌无力发生率为 1%~24%。由于通过神经根的间隙不同，L4/L5 节段进行 XLIF 有较高的神经损伤风险。Cummock 等认为 L4/L5 节段行 XLIF 有较高的大腿疼痛、麻木或无力的发生风险。为了减少这一节段较高的神经并发症，一些医生采取了一些积极的措施。例如，Rodgers 等报道，与 L4/L5 行 XLIF 手术的患者相比，术中额外给予静脉注射 10 mg 地塞米松的患者有较低的感觉异常发生率。另外，有研究表明有 13.8% 的 XLIF 手术患者出现腰丛神经损伤，0.7%~33.6% 出现运动障碍，12.5%~25% 出现大腿前疼痛，还有大血管损伤、肠穿孔、血肿等

并发症。

　　为了减少或避免 XLIF 术后神经损伤，手术过程需要仔细分离，减少肌肉张力，并轻柔地扩张。一项尸体研究显示，在克氏针和扩张器穿过腰大肌时，生殖股神经有潜在损伤风险。当穿过腰大肌时，其他神经根也有损伤风险。神经监测是一种降低神经损伤发生率和提高 XLIF 技术安全性的有效方法。此外，术者应小心地进行扩张，不应该超过目标节段椎间盘切除的最低需要。最后，应对恰当的"折床"或弯曲手术台进行理论分析，以避免同侧腰丛神经损伤。有医生认为，同侧肢体疼痛、无力或麻木很可能是摆放体位时牵拉腰丛神经所导致。

## 结论

　　XLIF 技术是一种治疗各种腰椎退变性疾病的有效方法。事实证明，该方法在融合率和节段平衡方面获得了满意的效果。细致的操作（分离和扩张）对减少相关并发症非常重要，特别是在 L4~L5 节段，另外手术医生还应该注意 XLIF 技术特定的适应证和禁忌证。作者认为 XLIF 具有微创的特点，在退变性腰椎疾病的治疗中具有良好的前景，而且也符合 ERAS 的理念。

## 参考文献

[1] Winder MJ, Gambhir S. Comparison of ALIF vs. XLIF for L4/5 interbody fusion: pros, cons, and literature review. J Spine Surg 2016;2(1):2–8.

[2] Ozgur BM, Aryan HE, Pimenta L, Taylor WR. Extreme lateral interbody fusion (XLIF): a novel surgical technique for anterior lumbar interbody fusion. Spine J 2006;6(4):435–443.

[3] Lang G, Perrech M, Navarro-Ramirez R, et al. Potential and limitations of neural decompression in extreme lateral interbody fusion-a systematic review. World Neurosurg 2017;101:99–113.

[4] Rodgers WB, Lehmen JA, Gerber EJ, Rodgers JA. Grade 2 spondylolisthesis at L4-5 treated by XLIF: safety and midterm results in the "worst case scenario". ScientificWorldJournal 2012;2012: 356712.

[5] Tessitore E, Molliqaj G, Schaller K, Gautschi OP. Extreme lateral interbody fusion (XLIF): a singlecenter clinical and radiological follow-up study of 20 patients. J Clin Neurosci 2017;36:76–79.

[6] Malham GM, Parker RM, Blecher CM, Chow FY, Seex KA. Choice of approach does not affect clinical and radiologic outcomes: a comparative cohort of patients having anterior lumbar interbody fusion and patients having lateral lumbar interbody fusion at 24 months. Global Spine J 2016;6(5):472–481.

[7] Berjano P, Langella F, Damilano M, et al. Fusion rate following extreme lateral lumbar interbody fusion. Eur Spine J 2015;24(Suppl 3):369–371.

[8] Rodgers WB, Gerber EJ, Patterson J. Intraoperative and early postoperative complications in extreme lateral interbody fusion: an analysis of 600 cases. Spine 2011;36(1):26–32.

[9] Alimi M, Hofstetter CP, Cong GT, et al. Radiological and clinical outcomes following extreme lateral interbody fusion. J Neurosurg Spine 2014;20(6): 623–635.

[10] Oliveira L, Marchi L, Coutinho E, Pimenta L. A radiographic assessment of the ability of the extreme lateral interbody fusion procedure to indirectly decompress the neural elements. Spine 2010;35(26, Suppl):S331–S337.

[11] Malham GM, Parker RM, Goss B, Blecher CM, Ballok ZE. Indirect foraminal decompression is independent of metabolically active facet arthropathy in extreme lateral interbody fusion. Spine 2014;39(22):E1303–E1310.

[12] Caputo AM, Michael KW, Chapman TM, et al. Extreme lateral interbody fusion for the treatment of adult degenerative scoliosis. J Clin Neurosci 2013;20(11):1558–1563.

[13] Alimi M, Hofstetter CP, Tsiouris AJ, Elowitz E, Härtl R. Extreme lateral interbody fusion for unilateral symptomatic vertical foraminal stenosis. Eur Spine J 2015;24(Suppl 3):346–352.

[14] Fogel GR, Turner AW, Dooley ZA, Cornwall GB. Biomechanical stability of lateral interbody implants and supplemental fixation in a cadaveric degenerative spondylolisthesis model. Spine 2014;39(19):E1138–E1146.

[15] Phillips FM, Isaacs RE, Rodgers WB, et al. Adult degenerative scoliosis treated with XLIF: clinical and radiographical results of a prospective multicenter study with 24-month follow-up. Spine 2013;38(21):1853–1861.

[16] Malham GM, Ellis NJ, Parker RM, et al. Maintenance of segmental lordosis and disk height in stand-alone and instrumented extreme lateral interbody fusion (XLIF). Clin Spine Surg 2017;30(2):E90–E98.

[17] Watkins RG IV, Hanna R, Chang D, Watkins RG III. Sagittal alignment after lumbar interbody fusion: comparing anterior,

lateral, and transforaminal approaches. J Spinal Disord Tech 2014;27(5): 253–256.

[18] Sharma AK, Kepler CK, Girardi FP, Cammisa FP, Huang RC, Sama AA. Lateral lumbar interbody fusion: clinical and radiographic outcomes at 1 year: a preliminary report. J Spinal Disord Tech 2011;24(4):242–250.

[19] Acosta FL, Liu J, Slimack N, Moller D, Fessler R, Koski T. Changes in coronal and sagittal plane alignment following minimally invasive direct lateral interbody fusion for the treatment of degenerative lumbar disease in adults: a radiographic study. J Neurosurg Spine 2011;15(1): 92–96.

[20] Cummock MD, Vanni S, Levi AD, Yu Y, Wang MY. An analysis of postoperative thigh symptoms after minimally invasive transpsoas lumbar interbody fusion. J Neurosurg Spine 2011;15(1):11–18.

[21] Moller DJ, Slimack NP, Acosta FL Jr, Koski TR, Fessler RG, Liu JC. Minimally invasive lateral lumbar interbody fusion and transpsoas approach-related morbidity. Neurosurg Focus 2011;31(4):E4.

[22] Khajavi K, Shen A, Hutchison A. Substantial clinical benefit of minimally invasive lateral interbody fusion for degenerative spondylolisthesis. Eur Spine J 2015;24(Suppl 3):314–321.

[23] Bergey DL, Villavicencio AT, Goldstein T, Regan JJ. Endoscopic lateral transpsoas approach to the lumbar spine. Spine 2004;29(15):1681–1688.

[24] Epstein NE. Extreme lateral lumbar interbody fusion: do the cons outweigh the pros? Surg Neurol Int 2016;7(Suppl 25):S692–S700.

[25] Banagan K, Gelb D, Poelstra K, Ludwig S. Anatomic mapping of lumbar nerve roots during a direct lateral transpsoas approach to the spine: a cadaveric study. Spine 2011;36(11):E687–E691.

# 第8章
# 前路腰椎间融合术的适应证、技术和并发症

*Andrew K. Chan, Alvin Y. Chan, Justin M. Lee, Joshua J. Rivera, Vivian P. Le, Praveen V. Mummaneni*

镐英杰 宋 鑫 / 译 宋 亚 / 审校

## 引言

前路腰椎间融合术（ALIF）是一种前入路，用于治疗多种腰椎疾病（如腰椎滑脱、退变性疾病、脊柱畸形、邻椎病和平背综合征）。

前路手术有很多优点。首先，ALIF 为脊柱提供坚固的前部支撑，这承担了大部分的轴向载荷。其次，前入路可以松解前纵韧带（ALL）和纤维环。在此过程中，外科医生可使用从小到大连续的椎间试模，依次扩张椎间隙从而间接打开椎间孔并恢复腰椎的自然前凸，从而增大椎间盘高度并矫正畸形。与后路手术相比，ALIF 还避免了对硬膜囊、神经根、后方肌肉和韧带复合体的损伤。由于避免对后方肌肉和韧带复合体的损伤，前路手术有可能预防邻椎病的发生。前路手术可用于单节段或多节段。ALIF 可以单独使用，也可以辅助后路固定（即 360° 入路）。本章主要论述 ALIF 的手术适应证、技术和并发症。

## 适应证和禁忌证

对于有严重腰痛、畸形加重、进行性不稳定或伴神经功能障碍等症状的患者，经过严格保守治疗无效的，可以行 ALIF 手术。ALIF 的适应证包括：①恢复自然椎间隙高度；②恢复椎间盘高度间接减压神经根；③通过松解前纵韧带或广泛摘除椎间盘来恢复腰椎前凸。相对禁忌证包括动脉粥样硬化性腹内血管钙化（如主动脉钙化）和有过腹膜后手术或放疗的患者。也可以咨询有经验的血管外科医生来协助手术。

与其他入路的腰椎间融合术相比，ALIF 有许多优点。例如，一项对 57 例分别接受 ALIF 或经

椎间孔腰椎间融合术（TLIF）患者的研究，评估了两种手术在椎间孔高度、椎间盘角和腰椎前凸恢复程度的差异，结果表明：ALIF 组椎间孔高度增加了 18.5%，TLIF 组增加了 0.4%。ALIF 组术后的椎间盘角和腰椎前凸角度有所增加，而 TLIF 组这两个参数则降低了。然而有证据表明，与 TLIF 或后路腰椎间融合相比，行 ALIF 患者的住院费用和再入院率更高。外科医生在决定使用哪种手术方式时必须做出正确的判断。最合适的患者是那些需要松解前纵韧带或者矫正腰椎后凸的患者。

## 术前规划

术前需要拍摄正侧位和过屈过伸位 X 线片，以确定不稳定的节段。脊柱全长正侧位 X 线片可评估脊柱侧弯和整体矢状面和冠状面平衡，以判断需要融合的节段和区域的平衡。磁共振成像（MRI）检查用于评估椎间盘突出、中央椎管和椎间孔狭窄的区域。对于有腹部手术史的患者，腹部影像（如腹部 X 线片、CT 或 MRI 血管造影术）是有用的。此外，术前做血管成像的 CT 可用于评估血管异常、严重动脉粥样硬化或非典型器官位置。

脊柱外科医生应该对前路手术及其并发症很熟悉并适应该入路，或者由一位精通入路的医生协助以减少并发症。无术中并发症发生时，ALIF 术中失血量很少（< 100 mL）。但准备好充足的血量以应对罕见的血管损伤是很重要的。术前，备血并进行交叉配血，为潜在的输血做好准备。在准备输血时，应准备多条静脉通路。可放置动脉导管进行血流动力学监测。手术室应配备适当的手术器械，以控制血管损伤（罕见事件）引起的严重出血，这些准备需要在开始手术前落实。

## 手术步骤

### 手术准备

首先将患者置于仰卧位并固定；作者倾向于在 L5~S1 交界处下方放置一个小的定位凸块。此外，如果要摘除 L5~S1 椎间盘，患者会被固定为屈氏体位。然后，对受压点进行适当的填充，避免出现受压后的相关损伤。脉搏血氧计放置在左脚蹬趾上，以便在手术期间评估髂血管血流。C 臂罩无菌单并放置在患者的上方，以方便外科医生更好地接近。C 臂透视定位目标节段，以确定切口位置。

### 手术技术

取垂直于左侧的沿腹直肌外侧缘的腹前旁正中切口（作者偏好），可达到腹膜后。需要注意的是，对于曾接受过左腹部手术伴有瘢痕的患者，可采用右侧切口进入到右侧腹膜后。作者倾向于纵向切开前直肌鞘外侧缘，但对于 L5~S1 节段也可采用 Pfannenstiel 切口；如果需要放松腹部，可以使用肌肉松弛剂（如罗库溴铵）来帮助显露。后直肌鞘和横筋膜在弓状线下方分开。在这条线以下必须慢慢分开腹壁的各层，包括腹直肌鞘的前层、腹直肌、横筋膜和腹膜外筋膜。一旦切开到腹膜，就要钝性分离进入腹膜后间隙。于左侧腰大外缘显露椎体。轻柔地解剖重要的血管（如髂总动静脉或髂左动静脉），并从术野中轻柔地牵拉开。然后，使用牵开系统维持显露（图 8.1）。如果脚蹬上的描记器指标发生变化，可能需要重新调整牵开器。

对于血管的处理取决于椎间盘的水平，如果节段较高（如 L2~L3、L3~L4），应当分离左侧节

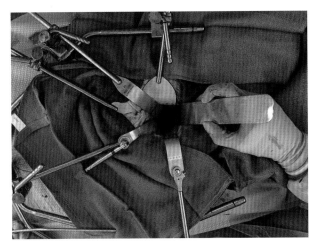

**图 8.1**　前路腰椎间融合入路的牵开器系统

段动、静脉，并将主动脉、髂动静脉向右侧牵开。在 L4~L5 节段，由于左髂总静脉牵拉时撕裂的风险很高，应当识别并分离髂腰静脉（左侧节段静脉）。如果血管发生撕裂，出血可能很难控制。髂血管应当向右侧牵开。此操作应谨慎进行，因为在此操作过程中左侧髂外动脉有受压的风险。此外，当移动牵引器时，应当触摸髂外动脉搏动。L5~S1 水平的血管系统是最独特的，骶正中血管可能位于正中线，应予以分离。牵引器的位置应放在髂动静脉之间形成工作通道。重要的是，应钝性分离暴露椎间盘，避免损伤腹下丛，如果损伤可能导致逆行性射精。

在进行椎间盘显露前，应再次透视定位椎间盘水平（图 8.2）。然后沿着上下椎体的终板边缘切开纤维环，并进入椎间隙。Cobb 剥离子探查椎间盘和终板之间的界面，再使用髓核钳和刮匙切除椎间盘，并使用刮匙和终板刮刀处理终板。如果患者需要减压椎管内的神经，则可小心切除后纵韧带。置入椎间融合器前，应当彻底清除椎间盘组织和软骨终板。

处理好椎间隙后，按照大小顺序依次置入椎间试模，以逐渐加宽椎间隙高度，直到达到所需的前凸（图 8.3a~c）。然后，椎间隙内置入用

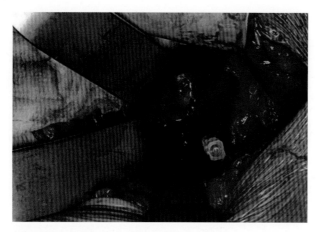

**图8.2** 放置定位针并透视确定椎间盘的水平

骨移植物（如自体移植骨、同种异体移植骨）和（或）骨形态发生蛋白制备的相应椎间植入物（图8.4）。植入物的选择由外科医生决定，并由手术的主要目标（如恢复节段前凸和椎间孔高度）确定。作者倾向于在感染的情况下使用钛植入物。可以使用螺钉固定的形式将植入物固定到椎体上，以减少移位的风险。值得注意的是，如果计划辅助后路固定，为了增加融合率，固定节段通常会延伸到包括整个 ALIF 椎体间的水平。透视确认植入物处于合适的位置，并获得所需的前凸（图8.3d、e）。

确定植入物位置良好后，需要进行充分的止血。然后连续缝合腹直肌前鞘，并根据术者的偏好缝合皮下层和皮肤。

## 并发症

在手术过程中可能会出现一些并发症，外科医生必须对此做好准备。最常见的是与入路相关的并发症：血管损伤、淋巴囊肿、腹下丛损伤逆行性射精和输尿管损伤。最常见的血管损伤是牵拉导致髂静脉或髂腰静脉损伤。其他并发症包括术后肠梗阻、内脏损伤、肠外瘘、腹壁突出或疝，以及腹膜后血肿。处理这些并发症的最佳方法是预防，如果术者对该区域不熟悉，可以让精通入路的医生帮助显露。不然在出现这些并发症时，最好咨询血管或普通外科或泌尿外科可能是明智的。与前入路无关的风险有：内固定失败、假关节形成或植入物下沉。尽管严重血管损伤的风险很低，但其发生率估计约为 10%。

有些情况下，有必要对 ALIF 进行翻修。相关的文献报道较少，但有证据表明翻修是安全有效的。一项对 218 例开放式 ALIF 入路的研究表明，9 例患者需要翻修（约 4%），其中 7 例进行了前路翻修，2 例需要联合入路。4 例患者出现早期并发症，包括硬膜撕裂、轻度神经功能缺损和逆行性射精；作者认为，虽然没有严重并发症，但早期并发症的风险可能会增加。

## 要点和技巧

·熟悉入路的外科医生帮助显露可能有助于预防血管损伤的并发症。

·术前应进行腹部成像检查，以评估异常解剖结构（如异常血管、孤立肾等）。

·沿椎体环形松解可以获得更为理想的前凸。根据术者的喜好和截骨的需要，后路融合可以采用开放式，也可以通过微创技术进行。

·大多数患者行 ALIF 手术时选择左侧 Pfannenstiel 切口或垂直腹直肌外侧缘的切口（这样避免了对髂静脉的骚扰，髂静脉比髂动脉薄弱）。对于以前左腹部做过手术有瘢痕的患者，可以从右侧切口进入。

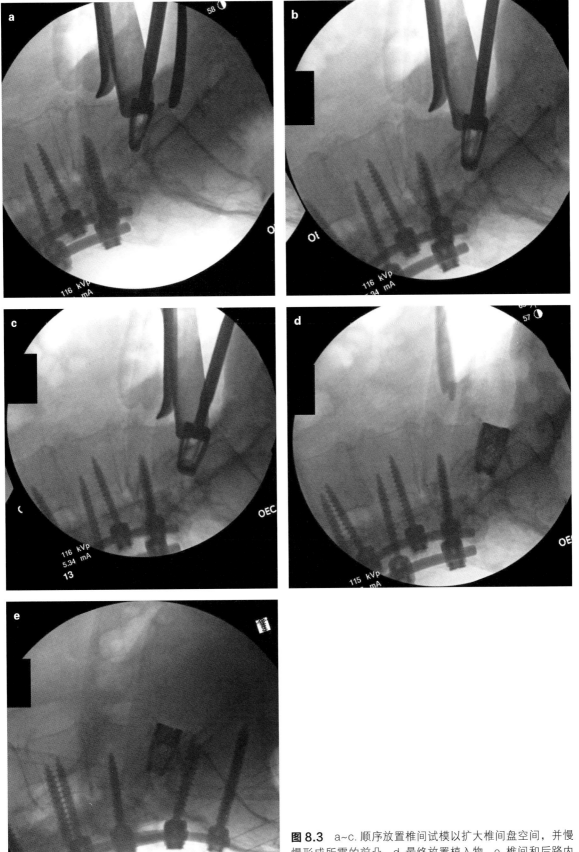

**图 8.3**　a~c. 顺序放置椎间试模以扩大椎间盘空间，并慢慢形成所需的前凸。d. 最终放置植入物。e. 椎间和后路内固定

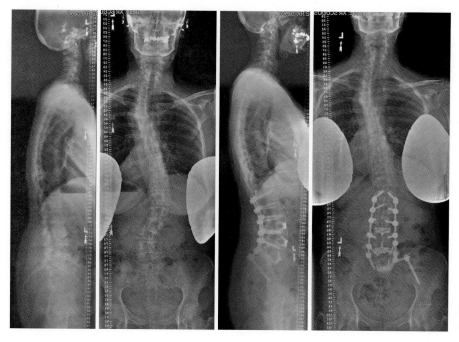

**图 8.4**　最终的椎间植入物被置入椎间隙

## 参考文献

[1] Chan AK, Mummaneni PV, Shaffrey CI. Approach selection: multiple anterior lumbar interbody fusion to recreate lumbar lordosis versus pedicle subtraction osteotomy: when, why, how? Neurosurg Clin N Am 2018;29(3):341–354.

[2] Kaiser MG, Haid RW Jr, Subach BR, Miller JS, Smith CD, Rodts GE Jr. Comparison of the miniopen versus laparoscopic approach for anterior lumbar interbody fusion: a retrospective review. Neurosurgery 2002;51(1):97–103, discussion 103–105.

[3] Min JH, Jang JS, Lee SH. Comparison of anteriorand posterior-approach instrumented lumbar interbody fusion for spondylolisthesis. J Neurosurg Spine 2007;7(1):21–26.

[4] Hsieh PC, Koski TR, O'Shaughnessy BA, et al. Anterior lumbar interbody fusion in comparison with transforaminal lumbar interbody fusion: implications for the restoration of foraminal height, local disc angle, lumbar lordosis, and sagittal balance. J Neurosurg Spine 2007;7(4): 379–386.

[5] Kureshi SA, Wilkins RH. Posterior fossa reexploration for persistent or recurrent trigeminal neuralgia or hemifacial spasm: surgical findings and therapeutic implications. Neurosurgery 1998;43(5):1111–1117.

[6] Sasso RC, Best NM, Mummaneni PV, Reilly TM, Hussain SM. Analysis of operative complications in a series of 471 anterior lumbar interbody fusion procedures. Spine 2005;30(6): 670–674.

[7] Garg J, Woo K, Hirsch J, Bruffey JD, Dilley RB. Vascular complications of exposure for anterior lumbar interbody fusion. J Vasc Surg 2010; 51(4):946–950, discussion 950.

[8] Mobbs RJ, Phan K, Daly D, Rao PJ, Lennox A. Approach-related complications of anterior lumbar interbody fusion: results of a combined spine and vascular surgical team. Global Spine J 2016;6(2):147–154.

[9] Gumbs AA, Hanan S, Yue JJ, Shah RV, Sumpio B. Revision open anterior approaches for spine procedures. Spine J 2007;7(3):280–285.

# 第 9 章
# 斜外侧腰椎间融合术

*Yu Liang*

周晓光 / 译　宋　亚 / 审校

# 引言

腰椎间融合术是一种被广泛接受的治疗退行性椎间盘疾病（DDD）的技术，在很长一段时间内，后路腰椎间融合术（PLIF）一直在该领域发挥着主导作用。相关研究证实，PLIF技术是一种有前景的手术技术，尤其对合并腰椎节段不稳的腰椎管狭窄症和椎间盘突出症有显著疗效。本文介绍了经椎间孔腰椎间融合术（TLIF）技术，这项技术克服了后路腰椎间融合术（PLIF）在术中存在的牵拉神经根、硬膜囊的弊端。1982年，Harms和Rolinger首次描述了TLIF技术，其优点是直接减压出口根和走行根，并提供三柱支撑，这对节段融合至关重要。然而，这些后路技术需要更大的暴露范围，将肌肉及附着物从脊柱棘突、椎板、小关节突等处剥离，难免会造成椎旁肌肉损伤。

脊柱外科医生开始研究腰椎侧方入路手术技术。1997年，Mayer报道了25例腰椎退行性疾病患者采用前路在显微镜辅助下实现腰椎稳定融合，这被认为是侧方腰椎间融合术（LLIF）的前奏。近期Piment等推广了侧方腰椎间融合术，即极外侧腰椎间融合术（XLIF）。LLIF适用于T12/L1~L4/L5椎间隙的腰椎疾病。近年来，多篇与LLIF相关的论文发表，多数学者认为该技术可用于所有腰椎退行性疾病，包括伴节段性不稳定的退行性椎间盘疾病、腰椎管狭窄、邻椎病、腰椎滑脱、退行性脊柱侧弯、腰椎不融合等。

在腰椎的尾部水平，腰丛神经多向前方走行，髂血管偏向侧方走行，这增加了通过侧方入路损伤组织的风险。患者取侧卧位，根据外科医生的偏好和手术进入的方便性，可选择左侧或右侧入路。根据影像资料上椎间盘的位置和角度对患者进行定位，选择小的横向切口。神经电生理监测对于经腰大肌进入椎间隙至关重要。

斜外侧腰椎间融合术（OLIF）与LLIF相似，避免了脊柱椎旁肌肉组织的过度剥离和神经根的直接减压。OLIF又称为腰大肌前方入路（ATP）技术，意味着手术通过ATP手术窗完成。经过改良后，腰丛神经直接损伤的风险大大降低，与神经损伤相关的并发症也明显减少。显然，与LLIF技术相比，OLIF技术能够更有效地操作L4/L5椎间隙。然而，OLIF技术的潜在风险包括交感神经功能障碍和血管损伤。OLIF25技术不适用于L5/S1节段，因为髂嵴阻碍了侧方入路。一些文献提出使用OLIF51技术来处理L5/S1椎间隙，但该技术仍存在争议。

# 适应证

OLIF技术可能适用于所有腰椎退行性疾病，常见的适应证如下。

## 椎间盘源性下腰痛

与PLIF/TLIF等后路手术相比，OLIF技术能够更好地恢复椎间隙，具有更高的融合率。

## 腰椎管狭窄

对于由于椎间隙狭窄继而导致椎间孔狭窄的患者，OLIF技术较PLIF/TLIF技术更有效。这是由于OLIF技术能够更好地恢复椎间隙高度，从而实现对椎间孔的间接减压。

## 退变性腰椎滑脱

近期的研究表明，LLIF技术可通过恢复椎间隙高度，实现神经结构间接减压，恢复腰椎力线。

## 邻近节段疾病

对于腰椎融合术后的邻近节段疾病（ASD），OLIF 提供了一种更安全的前外侧入路处理椎间隙的方法，而不是通过硬膜外瘢痕进行操作，这大大减少了硬膜撕裂和神经根损伤的风险。

## 退变性脊柱侧弯 / 脊柱侧后弯

LLIF 技术可以使用尺寸更大的椎间融合器，该手术可有效矫正冠状面和矢状面失衡，获得更好的矫正平衡作用，取得更好的手术预后。

OLIF 也可用于后路脊柱融合术后的脊柱假关节形成 / 不融合。在翻修手术过程中，脊柱外科医生可以很容易地到达目标脊柱节段，取出之前的融合器，适当地处理椎间隙。椎间隙处理完成后，置入尺寸更大、更坚固的融合器。OLIF 的操作通道与 PLIF/TLIF 的操作通道垂直，与后路翻修手术相比，可以更有效地保持椎间隙高度，操作环境也更为有利（图 9.1~ 图 9.5）。

## 禁忌证

· 既往腹膜后手术，包括腰椎侧方或腰椎前路手术、肾脏手术等。

· 右侧冠状面凹陷畸形的患者由于下腔静脉的位置，不适合右前入路，更易发生下腔静脉血管损伤。

· 缺乏手术操作通道（术前成像显示血管或内脏结构阻碍进入）也是该手术的禁忌证。在目标水平节段，腰大肌和主动脉之间必须存在一个可供操作的空间。

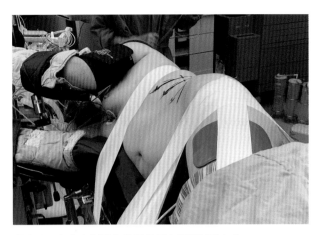

**图 9.1** 患者右侧卧位进行斜侧方腰椎间融合术

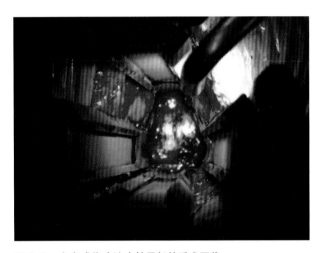

**图 9.2** 术中成像确认病灶局部的手术图像

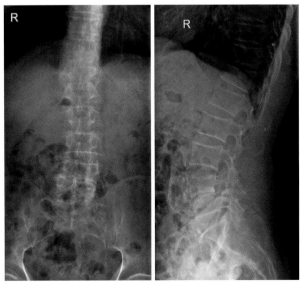

**图 9.3** X 线片显示 L4~L5 水平椎间隙完全塌陷

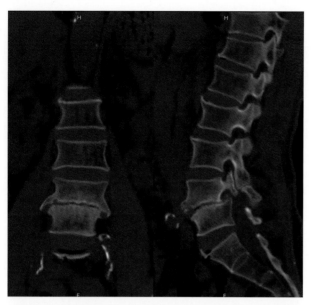

**图9.4**　计算机断层扫描（CT）显示L4椎体松动，伴有真空征，L4~L5椎间隙塌陷

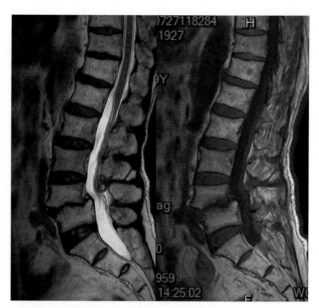

**图9.5**　磁共振成像（MRI）显示L4~L5椎体终板Modic改变、同节段腰椎滑脱伴椎管内狭窄

## 手术技术

### 术前计划

　　尽可能多地收集患者的信息非常重要，包括主诉、现病史、基础疾病、药物过敏史等。外科医生必须权衡患者从手术中获得的利益风险和存在的风险。根据影像资料（X线片、MRI、CT）制订个体化方案是OLIF手术成功的关键。通过MRI，需要评估腔静脉/髂静脉和椎间盘之间的通道。如果患者无法进行MRI检查，CT扫描可以作为备选检查。站立位X线片（最好是EOS影像系统）用于评估脊柱－骨盆矢状面参数以及髂嵴的位置，过伸过屈位X线片用于评估节段稳定性和异常活动。

### 患者体位

　　患者全身麻醉诱导并插管，不建议使用长效麻醉剂，因为它会干扰术中神经电生理监测的应用。患者取右侧卧位，左侧朝上，手术台稍向后倾斜20°~30°。沿着胸壁将腋窝卷放置在腋下，以保护臂丛神经。所有突出部位均须仔细垫好，患者的躯干用胶带直接固定在手术台上。骨盆和胸部必须垂直于手术台（水平）。双腿处于中立位置，可以放松腰大肌，使其更容易回缩（图9.1）。

### 神经电生理监测

　　在OLIF手术中，操作通道位于腰大肌前方，一些学者不再认为神经电生理监测是必不可少的，另一些学者则持不同的观点。股神经损伤的风险很低，自由肌电图和运动诱发电位可以提醒外科医生腰丛神经是否受损，体感诱发电位可作为处理假阳性结果的一种附加方法。

### 手术入路

　　沿着髂嵴外侧缘向前5 cm处标记出斜外侧入

路的切口。在 L4~L5 节段手术中，如果患者髂嵴较高，可在常规切口位置前方 2 cm 处进行切口。

平行于腹壁神经根的走行进行斜向切开。随后暴露并劈开腹外斜肌、腹内斜肌和腹横肌筋膜层。切开腹横肌时应注意由后向前切开，以降低腹膜穿孔的风险。腹膜后脂肪可见位于腹横肌深处。用手指钝性分离腹膜组织与腹膜后脂肪，到达腰大肌。

轻轻向后方牵开腰大肌，使用钝器清除椎间隙的软组织。按顺序放置扩张器，并借助肌电图监测来确认与腰丛是否保持足够的距离。插入并安装牵开器锁定到位。通常轻轻向后方牵开腰大肌腹侧就可以充分暴露腰椎节段。借助透视检查确认手术节段后（图 9.2），即可行椎间盘切除术。使用尖刀环形切口，在直视下借助 Cobb 剥离器和刮匙取出椎间盘组织，操作时要特别注意对椎体终板的保护。将椎间盘彻底切除干净并处理好终板，使用 Cobb 剥离器突破对侧纤维环。选择合适尺寸的椎间融合器，融合器内填充植骨材料，放置融合器时注意操作轻柔，确保融合器按正确轨道放置并跨越骺环。如果术中导航发生移位，可使用透视确认椎间位置。缓慢取出牵开器的同时检查腹膜后间隙，然后以分层缝合的方式闭合伤口。

## L5/S1 椎间隙

OLIF 也可称为传统的侧卧位腹膜后入路 ALIF。然而 OLIF 对腹膜后间隙剥离少，并且可以使用半限制性牵开器，采取较小的切口就可完成，相关文献一致认为，OLIF 可以在不增加切口大小的情况下获得类似的临床疗效。

## 临床结果

OLIF 是一种相对较新的技术，缺乏大量临床研究和长期随访数据。目前的尸体研究和临床研究显示，与其他手术相比疗效良好。

Molloy 等报道了一项随访时间相对较短且患者数量有限的临床研究。他的结论是斜侧方技术是安全的，没有遇到血管、神经或内脏损伤的问题。ATP 技术与 ALIF 和侧方 LIF 技术类似，可用于复发性椎间盘突出、腰椎滑脱、成人脊柱畸形和假关节形成等多种脊柱疾病的腰椎融合术。与 ALIF 和 LLIF 相比，ATP 的潜在优势包括手术入路能够到达所有腰椎节段（包括 L5~S1 和胸腰椎连接处），可在直视下识别椎前血管，安全暴露前纵韧带，可用于前柱松解。

### 退变性腰椎滑脱

与 LLIF 和 ALIF 技术类似，ATP 技术可实现椎间隙高度的恢复、椎间孔的减压和腰椎前凸的矫正，这些结果优于 PLIF 技术，且平均失血量更少。

### 腰椎管狭窄

对于腰椎管狭窄，特别是因为椎间隙狭窄和继发性椎间孔狭窄引起的此类疾病，OLIF 借助恢复椎间隙高度和增加椎间孔的高度，从而实现间接减压，这在治疗中发挥着重要作用。需要知道的是，OLIF 不适用于中央管狭窄或者继发于椎管骨性狭窄的腰椎管狭窄患者。

## 成人退变性脊柱畸形

与标准后方入路手术相比，采样斜侧方入路可以更有效地矫正矢状位和冠状位畸形。在一些患者中，通过前外侧的暴露实现前柱的松解，从而避免标准的后路截骨操作是这项技术的另一个优点。在对因多节段脊柱畸形接受 ATP 治疗的 94 例患者进行的影像学分析中，作者注意到在术后 20 个月随访时，腰椎前凸角度矫正后平均增加了 25.15°，冠状面 Cobb 角度矫正后平均增加了 20.03°。很多作者证实，OLIF 技术不仅可以缩短固定节段，而且可以结合前柱序列重建技术（ACR），即将前纵韧带切除，然后置入带前凸角度的融合器，使腰椎前凸恢复。分期手术是有利的，因为这给了外科医生一个额外的机会来重新评估一期术后的脊柱序列情况，并相应地修改手术计划。

## 挽救性手术

据报道，OLIF 是针对例如假关节形成等需行翻修手术患者的更佳选择。Orita 提到前路挽救性手术是有效的，通过恢复椎间隙和椎间孔高度实现间接减压，对椎管内神经组织几乎没有伤害。这项技术实现了微创前路椎间融合从而达到了挽救性手术的目的。前路挽救性手术避免了后路手术造成的额外肌肉损伤及神经损伤风险，借助钝性剥离减少了失血量，因此是合理的。

## 邻近节段疾病

ASD 是脊柱融合术后常见的并发症之一，OLIF 技术可单独使用或与经皮椎弓根螺钉系统联合使用来治疗这种情况。OLIF 技术通过侧入路的间接减压和融合解决了邻近节段的狭窄和不稳定，

避免了剥离硬膜外纤维化组织，从而减少了神经并发症，如硬膜撕裂和神经根损伤。

## 并发症

OLIF 手术的相关并发症报道较少，并发症可分为手术入路相关的并发症、融合器相关的并发症和其他并发症，此外与手术入路相关的并发症可分为神经系统损伤、内脏损伤、血管损伤和其他损伤。

## 神经系统损伤

（1）运动神经损伤：Fujibayashi 等报告的运动神经损伤发生率为 1%，而 XLIF 的为 1.1%。这两种技术之间没有显著差异。

（2）感觉神经损伤：作者报告 OLIF 的感觉神经损伤发生率为 3.5%，而 XLIF 的为 5.9%。这一显著差异是由于 ATP 入路不是 XLIF 手术中的经腰大肌入路，避免了通过腰大肌时造成的腰丛损伤。一般术后 2~3 个月，感觉损伤的症状就会消失。

（3）交感神经干损伤：不同的临床研究报道的交感神经干损伤发生率不尽相同。Fujibayashi 等报告，OLIF 术后未发生，而 XLIF 的为 0.1%。Jin 等报告了 63 例患者中共有 4 例患者出现交感神经链症状。

## 内脏损伤

（1）输尿管损伤：这是一种相对罕见的并发症，不同的研究报道发生率分别为 0.3% 和 0.6%。2017 年，Lee 等报道了 OLIF 手术中第一例输尿管损伤。作者认为在 OLIF 手术过程中，在处理腹膜后脂肪层时，应给予额外的保护，以防止输尿管

损伤。如果出现下列常见症状和体征，包括腹痛、肋痛、发热、恶心、呕吐、阴道漏尿、血尿和白细胞增多，外科医生应怀疑输尿管损伤。Kubota 等同年发表了 1 例 OLIF 术中隐匿性输尿管损伤并发症的报道，作者指出输尿管损伤是 OLIF 术后罕见但可能出现的并发症。小心使用手术器械是预防包括输尿管损伤在内的术中并发症的关键，CT 增强延迟扫描和逆行尿路造影是诊断输尿管损伤的有效检查方式。

（2）肠道损伤：这是 OLIF 的一种罕见但致命的并发症。Fujibayashi 等报告的发生率为 0，而 XLIF 和 LLIF 技术的发生率为 0.05%。如果发生肠道损伤，需要紧急处理。

### 血管损伤

主要包括大血管损伤、节段动脉损伤、腹膜后血肿。在一份包含 2998 例病例的报告中 OLIF 手术大血管损伤发生率为 0.03%。关于节段动脉损伤发生率，XLIF 组为 0.3%，OLIF 组为 0.7%，差异不显著。在 DLIF 和 OLIF 的对比研究中，DLIF 和 OLIF 的局部血肿发生率差异无统计学意义（4.5% 和 4.8%），与其他侧位技术比较也无差异（OLIF 0.3% 和 XLIF 0.1%）。

### 其他损伤

其他内脏损伤包括胸膜撕裂、膈肌撕裂、肺损伤等，发生率虽然低，但一旦发生较为严重甚至致命。外科医生应该意识到这些损伤发生的可能性，并做好应对的措施。

与融合器相关：

（1）融合器下沉（椎体骨折）：融合器下沉或椎体骨折的发生并不罕见（OLIF 的发生率为 2.2%~18.7%）。这种并发症是由处理终板或者放置融合器的不当引起，需行辅助手术，如后路经皮椎弓根螺钉固定，以增加节段稳定性。

（2）融合器移位：融合器移位发生率为 0.3%。包括前后移位、向侧方移位和向前脱出。当患者出现神经损伤或节段不稳时，必须行翻修手术。

## 结论

OLIF 是一种真正的微创技术，与其他腰椎间融合术相比具有避免损伤椎旁肌肉、对前柱支持力强、融合面积更大、矫形能力可靠、复位能力强等优点。近年来，OLIF 技术越来越受到脊柱外科医生的青睐，然而我们也必须注意它的负面影响。人们应该意识到 OLIF 的并发症是可能发生，甚至有时是致命的。进行严格系统的技能培训和尸体研究，可以减少并发症的发生。

## 要点和技巧

· 选择适合的患者行 OLIF 手术是关系到腰椎疾病术后能否获得良好疗效的最重要因素。

· 主动脉和腰大肌之间有充足的斜向手术窗（> 10 mm）是安全手术的关键。

· 采用垂直手法置入的融合器在侧位须到达椎体中部 1/2 处，这才是合适的融合器位置。

### 参考文献

[1] Briggs H, Milligan PR. Chip fusion of the low back following exploration of the spinal canal. J Bone Joint Surg Am 1944;26:125–130.

[2] Harms J, Rolinger H. A one-stager procedure in operative treatment of spondylolistheses: dorsal traction-reposition and anterior fusion (author's transl) [article in German]. Z Orthop Ihre Grenzgeb 1982;120(3):343–347.

[3] Mobbs RJ, Sivabalan P, Li J. Minimally invasive surgery compared to open spinal fusion for the treatment of degenerative lumbar spine pathologies. J Clin Neurosci 2012;19(6):829–835.

[4] Mayer HM. A new microsurgical technique for minimally invasive anterior lumbar interbody fusion. Spine 1997;22(6):691–699, discussion 700.

[5] Pimenta L, Vigna F, Bellera F, Schaffa T, Malcolm J, McAfee P. A new minimally invasive surgical technique for adult lumbar degenerative scoliosis. Paper presented at: Proceedings of the 11th International Meeting on Advanced Spine Techniques (IMAST); July 2004; Southampton, Bermuda.

[6] Ozgur BM, Aryan HE, Pimenta L, Taylor WR. Extreme lateral interbody fusion (XLIF): a novel surgical technique for anterior lumbar interbody fusion. Spine J 2006;6(4):435–443.

[7] Malham GM, Ellis NJ, Parker RM, Seex KA. Clinical outcome and fusion rates after the first 30 extreme lateral interbody fusions. ScientificWorldJournal 2012;2012:246989.

[8] O'Brien JR. Nerve injury in lateral lumbar interbody fusion. Spine 2017;42(Suppl 7):S24.

[9] Cummock MD, Vanni S, Levi AD, Yu Y, Wang MY. An analysis of postoperative thigh symptoms after minimally invasive transpsoas lumbar interbody fusion. J Neurosurg Spine 2011;15(1):11–18.

[10] Fujibayashi S, Hynes RA, Otsuki B, Kimura H, Takemoto M, Matsuda S. Effect of indirect neural decompression through oblique lateral interbody fusion for degenerative lumbar disease. Spine 2015;40(3):E175–E182.

[11] Davis TT, Hynes RA, Fung DA, et al. Retroperitoneal oblique corridor to the L2-S1 intervertebral discs in the lateral position: an anatomic study. J Neurosurg Spine 2014;21(5):785–793.

[12] Tannoury C, Tannoury T. Anterolateral retroperitoneal psoas sparing (anterior to psoas: ATP) lumbar interbody fusion for degenerative spine and adult deformity: surgical technique and the evidence. Semin Spine Surg 2018;4:237–246.

[13] Silvestre C, Mac-Thiong JM, Hilmi R, Roussouly P. Complications and morbidities of mini-open anterior retroperitoneal lumbar interbody fusion: oblique lumbar interbody fusion in 179 patients. Asian Spine J 2012;6(2):89–97.

[14] Sato J, Ohtori S, Orita S, et al. Radiographic evaluation of indirect decompression of miniopen anterior retroperitoneal lumbar interbody fusion: oblique lateral interbody fusion for degenerated lumbar spondylolisthesis. Eur Spine J 2017;26(3):671–678.

[15] Mobbs RJ, Phan K, Malham G, Seex K, Rao PJ. Lumbar interbody fusion: techniques, indications and comparison of interbody fusion options including PLIF, TLIF, MI-TLIF, OLIF/ATP, LLIF and ALIF. J Spine Surg 2015;1(1):2–18.

[16] Chung NS, Jeon CH, Lee HD. Use of an alternative surgical corridor in oblique lateral interbody fusion at the L5-S1 segment: a technical report. Clin Spine Surg 2018;31(7):293–296.

[17] Kim JS, Sharma SB. How I do it? Oblique lumbar interbody fusion at L5S1(OLIF51). Acta Neurochir (Wien) 2019;161(6):1079–1083.

[18] Anand N, Kong C, Fessler RG. A staged protocol for circumferential minimally invasive surgical correction of adult spinal deformity. Neurosurgery 2017;81(5):733–739.

[19] Orita S, Inage K, Furuya T, et al. Oblique lateral interbody fusion (OLIF): indications and techniques. Oper Tech Orthop 2017;27:223–230.

[20] Jin C, Xie M, He L, et al. Oblique lumbar interbody fusion for adjacent segment disease after posterior lumbar fusion: a case-controlled study. J Orthop Surg Res 2019;14(1):216.

[21] Mehren C, Korge A. Minimally invasive anterior oblique lumbar interbody fusion (OLIF). Eur Spine J 2016;25(Suppl 4):471–472.

[22] Molloy S, Butler JS, Benton A, Malhotra K, Selvadurai S, Agu O. A new extensile anterolateral retroperitoneal approach for lumbar interbody fusion from L1 to S1: a prospective series with clinical outcomes. Spine J 2016;16(6):786–791.

[23] McGowan JE, Kanter AS. Lateral approaches for the surgical treatment of lumbar spondylolisthesis. Neurosurg Clin N Am 2019;30(3):313–322.

[24] Beng TB, Kotani Y, Sia U, Gonchar I. Effect of indirect neural decompression with oblique lateral interbody fusion was influenced by preoperative lumbar lordosis in adult spinal deformity surgery. Asian Spine J 2019 (e-pub ahead of print). doi:0.31616/asj.2018.0283.

[25] Mehren C, Mayer HM, Zandanell C, Siepe CJ, Korge A. The oblique anterolateral approach to the lumbar spine provides access to the lumbar spine with few early complications. Clin Orthop Relat Res 2016;474(9):2020–2027.

[26] Anand N, Cohen RB, Cohen J, Kahndehroo B, Kahwaty S, Baron E. The influence of lordotic cages on creating sagittal balance in the CMIS treatment of adult spinal deformity. Int J Spine Surg 2017;11:23.

[27] Buell TJ, Chen CJ, Nguyen JH, et al. Surgical correction of severe adult lumbar scoliosis (major curves ≥ 75°): retrospective analysis with minimum 2-year follow-up. J Neurosurg Spine 2019;21:1–14.

[28] Phan K, Mobbs RJ. Oblique lumbar interbody fusion for revision of non-union following prior posterior surgery: a case report. Orthop Surg 2015;7(4):364–367.

[29] Orita S, Nakajima T, Konno K, et al. Salvage strategy for failed spinal fusion surgery using lumbar lateral interbody fusion technique: a technical note. Spine Surg Relat Res 2018;2:86–92.

[30] Sakamoto T, Abe K, Orita S, et al. Three cases of adjacent segment disease post-posterior spinal fusion, treated successfully by oblique lateral interbody fusion: a clinical series. Clin Case Rep 2018;7(1):206–210.

[31] Fujibayashi S, Kawakami N, Asazuma T, et al. Complications

associated with lateral interbody fusion: nationwide survey of 2998 cases during the first 2 years of its use in Japan. Spine 2017;42(19):1478–1484.

[32] Tannoury T, Kempegowda H, Haddadi K, Tannoury C. Complications associated with minimally invasive anterior to the psoas (ATP) fusion of the lumbosacral spine. Spine 2019 (e-pub ahead of print). doi:10.1097/BRS.0000000000003071.

[33] Walker CT, Farber SH, Cole TS, et al. Complications for minimally invasive lateral interbody arthrodesis: a systematic review and meta-analysis comparing prepsoas and transpsoas approaches. J Neurosurg Spine 2019;25:1–15.

[34] Jin C, Jaiswal MS, Jeun SS, Ryu KS, Hur JW, Kim JS. Outcomes of oblique lateral interbody fusion for degenerative lumbar disease in patients under or over 65 years of age. J Orthop Surg Res 2018; 13(1):38.

[35] Abe K, Orita S, Mannoji C, et al. Perioperative Complications in 155 Patients Who Underwent Oblique Lateral Interbody Fusion Surgery: Perspectives and Indications From a Retrospective, Multicenter Survey. Spine 2017;42(1):55–62.

[36] Lee HJ, Kim JS, Ryu KS, Park CK. Ureter Injury as a Complication of Oblique Lumbar Interbody Fusion. World Neurosurg 2017;102:693.e7–693. e14.

[37] Kubota G, Orita S, Umimura T, Takahashi K, Ohtori S. Insidious intraoperative ureteral injury as a complication in oblique lumbar interbody fusion surgery: a case report. BMC Res Notes 2017;10(1):193.

# 第 10 章
## 腰椎间融合的植入物和生物制剂

*Komal Prasad Chandrachari*

李 扬 / 译 苏 锴 / 审校

## 引言

腰椎间融合术（LIF）作为一种成熟的手术技术，被应用于治疗各种腰椎退变性疾病。同时也被应用于治疗其他脊柱疾病，比如创伤、感染和肿瘤。Mobbs 等认为腰椎间融合术需要在椎间盘切除和终板准备后的椎间隙内置入植入物（融合器、垫片、移植物）。融合通常使用 5 种主要的开放手术方法中的一种，即后路腰椎间融合术（PLIF）、经椎间孔腰椎间融合术（TLIF）、斜侧方腰椎间融合术（OLIF）、前路腰椎间融合术（ALIF）和侧方腰椎间融合术（LLIF），可通过微创（MIS）或内镜方法进行操作。目前没有明确的证据可以证明哪一种入路更好。而且，Hagenmaier 等指出目前没有明确的证据表明骨融合率是否与更好的临床疗效呈正相关。椎间融合技术的发展与旨在恢复接近正常解剖结构的植入物和生物材料的进步是同步的。在本章中，作者主要讨论融合器的演变，以及椎间融合的各种材料，这些材料从自体移植物到异体移植物，再到生物植入物。

## 骨融合的原理

骨骼是一个动态的组织，它不断地更新和重塑。受伤后，骨骼通过活跃的细胞和矿物质形成一个硬的框架达到愈合，以承受负荷。身体活动、生物力学、激素、营养状况和其他内科并发症影响骨融合的过程。Albrektsson 等总结出了影响植骨融合的生理过程（表 10.1）。

骨性融合是通过骨与移植物的直接接触来实现移植物的稳定锚定。在《多兰医学图解词典》中，骨性融合在组织学上的定义为通过在移植物周围形成骨组织来直接锚定移植物，而不是通过骨与移植物界面生长的纤维组织。骨组织能适应它所承受的负荷。沃尔夫定律表明一定的负荷有助于诱导骨重塑以实现融合。

自体移植骨具有骨融合的所有特性——骨形成、骨诱导和骨传导。它含有可成骨的成骨细胞和骨祖细胞。内源性骨形态发生蛋白（BMP）具有成骨诱导作用。自体移植物与受体部位的骨特征相似，有助于骨传导。因此，自体移植术仍然是腰椎间融合术的黄金标准。髂前上棘、髂后上棘、腓骨和肋骨是自体骨移植最常见的来源。局部减压后自体椎板也可作为移植物使用，但其皮质骨含量较高。自体移植骨置入后，初始阶段发生骨吸收，然后通过爬行替代实现骨性融合。大约需要 1 年的时间实现完全重塑和骨融合。Phan 等认为，使用自体移植的优点包括高融合率、可获得性、无额外费用和无疾病传播。然而，自体骨移植也有一定的缺点，如供体部位疼痛、切口裂开、感染、血肿、骨折、感觉障碍和美观欠佳。

**表 10.1** 骨移植物的生理特性

| 生理特性 | 描述 | 材料 |
| --- | --- | --- |
| 骨形成 | 通过细胞增殖形成新骨 | 含有成骨细胞、骨祖细胞的新鲜自体骨移植 |
| 骨诱导 | 刺激前体细胞分化为骨原细胞、成骨细胞，进而形成骨组织的性能 | 同脱钙骨基质（DBM）和骨形态发生蛋白（BMP）是有效的骨诱导因子 |
| 骨传导 | 为血管的长入和新骨的形成提供一个支架 | 多孔材料，如陶瓷制品；需要自体移植以实现坚固的融合 |

与单纯骨移植术相比，腰椎间融合术能够降低假关节发生率、加快融合速度、增加轴向承重能力。当椎间植入物完全沿中轴放置时，可以显著降低脊柱侧弯的发生。这些植入物可由骨、非骨材料或两者的组合组成，如椎间融合器。Phan 等指出正如 Cloward 所证明的那样，单独使用自体移植物的效果很差，失败率很高。因此，融合器在实践中得到广泛的发展和应用。

## 腰椎间融合器的演变

Bagby 设计了第一个融合器植入物用于治疗赛马所引起的颈椎退变性疾病。Kuslich 等在 20 世纪 80 年代末对"Bagby 篮子"进行改进，设计出第一款用于人体的椎间融合器。它是一种螺纹中空钛筒，其壁较厚且带侧孔，中空处可置入松质骨粒。BAK（Bagby and Kuslich）融合器于 1992 年首次通过后路置入人体，其后来也应用于前路腰椎间融合术。Ray 用更深的螺纹改进了 BAK 融合器，以促进融合。1986 年，Harms 与 Biedermann 发明了第一个圆网格状钛网柱形体融合器，其内可填充自体移植物，两端可环形加压。随着时间的推移，圆柱形融合器被更宽的植入物所取代，以增加轴向强度、减少下沉。随后发展为楔形的、腰椎 – 锥形的融合器，用于恢复矢状面序列。

## 理想的腰椎间融合器

腰椎正常前凸曲线主要由 L4~S1 节段构成。L5 椎体的梯形形状有助于脊柱前凸。L4~L5 椎间盘的形状额外增加了大约 12° 的前凸。L5~S1 椎间盘增加了 15° 的前凸。应用腰椎间融合器的目的是重建腰椎矢状位形态。值得注意的是，进行腰椎间融合术的患者大多同时伴有腰椎前凸的丢失。

理想的腰椎间融合器应占据足够的椎间隙空间、可恢复腰椎前凸和椎间孔的高度。它还能为融合和恢复正常解剖提供了大量的区域。腰椎间融合器的高度可恢复椎间隙的高度并扩大椎间孔。腰椎前凸可以通过选择合适高度和楔形的椎间融合器来恢复。融合器的宽度对于扩大可用于骨融合的区域非常重要。较小的融合器会限制骨融合面积、降低稳定性。较大的融合器可能会损伤邻近组织。

## 腰椎间融合器的分类

腰椎间融合器大致可分为置换装置和融合装置。腰椎椎间置换装置可维持椎间盘节段的运动，而融合装置可消除任何此类运动。具体的椎间融合器分类见表 10.2。

表 10.2　椎间融合器的分类

| 分类 | 类型 |
| --- | --- |
| 基于目的 | 融合装置<br>置换装置 |
| 置入方式 | 前方<br>斜侧方<br>侧方<br>后方<br>轴向 |
| 材料类型 | PEEK<br>钛合金<br>混合动力 |
| 动态性 | 静态<br>动态 |
| 前凸程度 | 中立<br>前凸<br>过度前凸 |

缩写：PEEK，聚醚醚酮

## 基于手术方法

TLIF 和 PLIF 手术步骤包括椎间盘切除、终板处理，以及通过牵拉硬脊膜置入融合器。在手术的过程中存在较高的硬脊膜撕裂和神经损伤的风险，因此需在肌电监护和透视下置入融合器。后路置入椎间融合器的空间比 ALIF/OLIF/LLIF 入路更小。由于空间小，融合器不横跨椎体两端，通常位于腰椎终板的中心部分，容易下沉。此外，使用微创方法，视野更具挑战性。

为了能够从狭窄的通道置入融合器，其被设计成梯形或子弹形。在 PLIF 手术中，需要对称性从硬脊膜双侧分别置入一枚椎间融合器。有时为了避免打开对侧椎间隙及更大的创伤，融合器也可从单侧置入。在 TLIF 手术中，回旋镖或香蕉形状的融合器能够从一侧更容易被放置至椎间隙中央的位置。在 PLIF/TLIF 手术中，除了手术技术外，融合器的大小、形状和位置也决定了腰椎前凸。Landham 等建议融合器应放置在椎间隙靠前的位置。在一项包含 83 例单节段 PLIF 患者的研究中，他们注意到当成对融合器被放置在椎间隙相对靠前的位置时，能够很好地恢复腰椎的前凸。他们推断，融合器的矢状中点位于椎间隙中点的前方是重建腰椎前凸的最佳位置。

Takahashi 等研究了融合器几何形状在 PLIF 手术后腰椎前凸恢复中的重要性。他们发现，最佳的椎间夹角和腰椎前凸的恢复不能仅靠融合器的几何形态来实现。

## 基于材料类型

在 Bagby 融合器之后，外科医生为不同手术发明了不同类型的融合器，其大多数是由不锈钢制成的。1989 年，钛金属被引入，融合器用钛代替不锈钢制成。直到现在，它仍然经得起时间的考验，钛制的椎弓根螺钉和融合器仍在临床中应用。钛融合器也存在一定的局限性，比如对放射评估的干扰、存在椎间下沉等。

为避免钛网架的缺陷，聚醚醚酮（PEEK）融合器于 20 世纪 90 年代推出。它是一种透射线材料，可以更好地对骨融合进行放射评估。它的弹性类似于皮质骨，置入后能够获得均匀的应力分布，从而降低了下沉速度，并能提高融合速度（图 10.1）。

融合器和螺钉系统组合形成了整体固定系统，以用于稳定运动节段。整体固定装置中使用螺钉（2~4 枚）将移植物固定在上、下终板之间，以固定移植物。这避免了 ALIF 手术后再行额外的后路固定。

Heida 等回顾了 29 篇已发表有关研究移植物

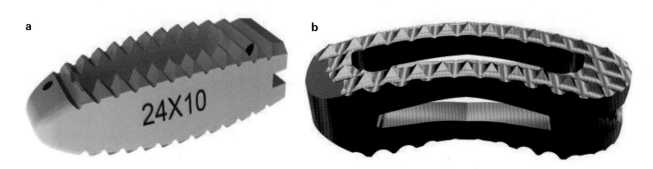

**图 10.1**　腰椎间融合器。a. 子弹头形 PEEK 融合器（GESCO Healthcare）——后路腰椎间融合器：子弹头和光滑边缘确保易于置入，解剖轮廓和锯齿状轮廓确保了其在椎间的良好位置，减少了脱出的概率。b. 肾形融合器（GESCO Healthcare）——经椎间孔腰椎间融合器：肾形结构确保椎体与植入物之间的接触面积最大化

和垫片对 TLIF 手术临床疗效影响的报告。他们评估了 3 种不同的间隔器（CAPSTONE、PEEK 脊柱系统和 TELAMON）和 4 种不同的骨移植物和填充剂组合［局部自体骨、髂骨与局部骨、局部骨复合重组人 BMP-2（rhBMP-2）、同种异体骨和局部移植骨的混合骨］。研究发现，就融合率而言，CAPSTONE 和局部自体骨相对更好。

## 基于动态性

虽然静态椎间融合装置普遍被应用，但随着科学技术的进步，可膨胀的椎间装置应用而生。在刚置入时，它们处于很窄的折叠状态，避免了过度牵拉硬脊膜和神经根。一旦置入椎间隙，它们就可以在垂直和水平方向上依次展开，以获得更大的占据空间。

StaXx XD 可扩展装置（Spine Wave，美国）、CALIBER（Globus Medica，美国）、AccuLIF TL（CoAlign Innovations）和 SmArtCage-L（SmartSpine SAS）是一些用于后路的新型可扩展腰椎间置入装置。虽然这种可扩展装置的早期临床疗效良好，但支持其广泛使用的数据有限。最近，一款商用装置，Stryker AccuLIF 后路腰椎（PL）可扩张装置由于较高沉降率而从市场上被撤下。因此，这些装置仍需要进一步研究来确定其安全性。

## 生物植入物

用冷冻干燥股骨或胫骨的螺纹骨钉替代钛融合器。与钛相比，骨钉具有高度的生物相容性的独特优势。股环同种异体移植物是由同种异体移植物制成的生物融合器，并加工成楔环形。这种环状异体移植物的中空处可填充同种异体移植物

或 BMP。同种异体移植物骨源自已故的供体，移植物要进行去污和灭菌处理。加工方法直接影响移植物融入受体的速率。同种异体移植物可刺激受体局部免疫反应，并可导致延迟融合。冻干处理能够降低移植物的抗原性，但其容易产生纵向裂纹。

脱钙骨基质（DBM）是将同种异体移植骨粉碎、酸性提取而成。它含有胶原蛋白、具有骨诱导的生长因子。然而，DBM 结构强度不高，如果不进行自体骨移植其作用就会欠佳。目前的文献建议，使用 DBM 作为自体骨移植的载体。

取自体移植髂骨时可抽取骨髓。抽吸的骨髓含有多能分化的结缔组织祖细胞，其可分化为成熟的成骨细胞，进而促进骨愈合。有些因素，如失血、皮质类固醇应用、酗酒、吸烟和年龄，能够影响骨前体细胞的数量和骨诱导作用。抽取的骨髓可与其他骨移植物填充剂（如陶瓷）混合用于融合。

富血小板血浆（PRP）是自体全血经离心后得到的血小板浓缩物。其具有骨诱导作用，常与具有骨传导能力的羟基磷灰石（HA）联合使用。PRP 含有多种生长因子，如转化生长因子 β1 和血小板源性生长因子。在大鼠模型中，PRP 和 HA 的联合使用在其 LIF 手术后达到骨完全愈合，同时也减少了背神经根神经节的炎症。一项最新研究报告了 PRP 提高了人类受试者的融合率。

## 陶瓷材料

透明质酸、磷酸三钙等陶瓷材料具有良好的传导性能。它们很脆，缺乏结构强度、骨形成和骨诱导性。它们通常和自体移植物一起用作移植物扩张器。因此，它们通常与自体移植骨一起用作移植物使用。

## 骨形态发生蛋白

来自死骨降解的细胞外基质的有效成分能够诱导新骨形成，其于1971年被分离出来，命名为BMP。BMP一词现在指的是一组有能力诱导骨或软骨形成的生长因子。最初发现了7类这种的蛋白质，称为BMP-1~BMP-7；最近又新发现了13种BMP。随着重组DNA技术的出现，rhBMP可用于临床。重组BMP-7和rhBMP-2是BMP家族中研究最多和最有效的BMP。

BMP需要一种载体，如胶原蛋白海绵或透明质酸，以实现缓慢、可控的释放。一些研究已经证明了rhBMP在实现骨融合方面优于自体移植骨和异体移植骨。使用BMP常见的并发症有移植骨的骨吸收、异位骨化和皮下血肿的形成。

在一篇关于BMP在脊柱手术中的应用综述中，Burke等认为BMP能够增强许多脊柱手术中融合率。然而，他们描述："在使用行业赞助研究、利益冲突，以及将脊柱外科领域推向最高水平学术审查和道德标准方面，BMP应该是一个警示性故事。"他们认为由于缺乏公开的文献基础，从而延误了BMP的临床应用的。Hofstetter等对BMP在各种脊柱手术中的使用进行了探索性分析。他们发现在ALIF手术中使用BMP能够提高椎间融合率。然而，其有发生率较高的并发症，包括逆行性射精。在TLIF中，使用BMP对融合率影响最小。本研究的不良事件发生率中，神经根病的发生率相对较高。对于PLIF，BMP可以提高融合率，且副作用最小。对13个随机对照试验和31个队列研究的系统回顾以及Meta分析发现，rhBMP-2在脊柱融合术中的应用与骨移植物相比，并没有明显的临床优势，还可能与重要的副作用如逆行性射精和泌尿生殖系统问题有关。

## 新材料：复合材料、生物可吸收聚合物、3D打印、纳米纹理化

尽管PEEK具有良好的力学性能，但它的化学性质是惰性的，这限制了它与周围骨骼的骨融合能力。将PEEK与HA（HA-PEEK）或钛（Ti-PEEK）集成在一起，可以创造出一种模仿天然骨骼的复合材料。研究表明，HA-PEEK和Ti-PEEK复合融合器具有更好的骨融合效果。作为LIF融合器，氮化硅、钽、镍钛合金（镍和钛合金）是其他具有潜在优点的材料。

聚（D，L-乳酸-co-乙醇酸）是一种有前景的聚合物，在实验中用于生产可生物吸收的植入物。该植入物在刚置入时是硬的，但随着时间的推移逐渐降解并被吸收，以至于在椎间隙中不留下任何异物。3D打印多孔钛合金在绵羊模型中具有良好的骨长入潜力。

大量的研究表明，通过改变粗糙度或用陶瓷涂层钛可以增强骨整合能力如HA。纳米尺度表面形貌的细胞效应是近年来研究的热点。PEEK Plus（Vallum Corp）是美国食品和药品监督管理局（Food and Drug Administration）批准的一种新型椎间融合装置，PEEK融合器表面有20~50 nm凹孔，可以提高骨融合。

基因治疗在未来可能应用于临床，通过局部宿主细胞的基因转导，持续产生生物活性蛋白，促进骨融合。间充质干细胞的移植增强骨融合正在动物模型和临床中进行研究。

## 腰椎间融合植入物和生物制剂的局限性

LIF植入物和生物制剂的普及与其益处的证据

不成比例。理论上讲，在合适的椎间装置辅助下进行坚强的骨融合，具有良好的骨整合性能，应能获得更好的临床疗效。然而，这种理想的材料和装置用于临床使用的可行性是难以预测的。此外，大多数研究也未能将更好的临床疗效与坚强的骨融合联系起来。对于 LIF 的并发症，如移植物移位和神经、血管和泌尿系统损伤，应该与它的潜在好处进行权衡。

LIF 植入物的成本是限制其广泛应用的另一个重要因素。发达国家的成本效益研究和价值驱动的结果研究，也认为应谨慎使用 LIF 植入物和生物制剂。

## 结论

在过去的 10 年里，LIF 领域的植入物和生物制剂取得了重大进展。目前的工作重点是改善骨整合和一体化的螺旋状融合器。目前正在评估多种有前途的新设计。然而，由于临床证据不足，且缺乏不同模型之间的比较，无法就一种移植物相对于另一种移植物的优缺点得出明确的结论。为了改善临床疗效，需要进一步研究以确定理想的骨整合和成本效益高的 LIF 植入物。

## 参考文献

[1] Mobbs RJ, Phan K, Malham G, Seex K, Rao PJ. Lumbar interbody fusion: techniques, indications and comparison of interbody fusion options including PLIF, TLIF, MI-TLIF, OLIF/ATP, LLIF and ALIF. J Spine Surg 2015;1(1):2–18.

[2] Hagenmaier HS, Delawi D, Verschoor N, Oner F, van Susante JL. No correlation between slip reduction in low-grade spondylolisthesis or change in neuroforaminal morphology and clinical outcome. BMC Musculoskelet Disord 2013; 14(1): 245.

[3] Albrektsson T, Johansson C. Osteoinduction, osteoconduction and osseointegration. Eur Spine J 2001;10(2, Suppl 2)S96–S101.

[4] Dorland WA. Newman 1864–1956. Dorland's Illustrated Medical Dictionary. 32nd ed. Philadelphia, PA: Saunders/Elsevier, 2012.

[5] Phan K, Mobbs RJ. Evolution of design of interbody cages for anterior lumbar interbody fusion. Orthop Surg 2016;8(3):270–277.

[6] Mummaneni PV, Meyer SA, Wu JC. Biological approaches to spinal instrumentation and fusion in spinal deformity surgery. Clin Neurosurg 2011; 58:110–116.

[7] Landham PR, Don AS, Robertson PA. Do position and size matter? An analysis of cage and placement variables for optimum lordosis in PLIF reconstruction. Eur Spine J 2017;26(11):2843–2850.

[8] Takahashi H, Suguro T, Yokoyama Y, Iida Y, Terashima F, Wada A. Effect of cage geometry on sagittal alignment after posterior lumbar interbody fusion for degenerative disc disease. J Orthop Surg (Hong Kong) 2010;18(2):139–142.

[9] Heida K Jr, Ebraheim M, Siddiqui S, Liu J. Effects on clinical outcomes of grafts and spacers used in transforaminal lumbar interbody fusion: a critical review. Orthop Surg 2013;5(1):13–17.

[10] Gussous YM, Jain N, Khan SN. Posterior based lumbar interbody fusion devices: static and expandable technology. Semin Spine Surg 2018; 30(4):203–206.

[11] Roholl PJ, Blauw E, Zurcher C, Dormans JA, Theuns HM. Evidence for a diminished maturation of preosteoblasts into osteoblasts during aging in rats: an ultrastructural analysis. J Bone Miner Res 1994;9(3):355–366.

[12] Kubota G, Kamoda H, Orita S, et al. Efficacy of platelet-rich plasma for bone fusion in transforaminal lumbar interbody fusion. Asian Spine J 2018;12(1):112–118.

[13] Chang KY, Hsu WK. Spinal biologics in minimally invasive lumbar surgery. Minim Invasive Surg 2018;2018:5230350.

[14] Burke JF, Dhall SS. Bone morphogenic protein use in spinal surgery. Neurosurg Clin N Am 2017; 28(3):331–334.

[15] Hofstetter CP, Hofer AS, Levi AD. Exploratory meta-analysis on dose-related efficacy and morbidity of bone morphogenetic protein in spinal arthrodesis surgery. J Neurosurg Spine 2016; 24(3):457–475.

[16] Fu R, Selph S, McDonagh M, et al. Effectiveness and harms of recombinant human bone morphogenetic protein-2 in spine fusion: a systematic review and meta-analysis. Ann Intern Med 2013; 158(12):890–902.

[17] Rao PJ, Pelletier MH, Walsh WR, Mobbs RJ. Spine interbody implants: material selection and modification, functionalization and bioactivation of surfaces to improve osseointegration. Orthop Surg 2014;6(2):81–89.

[18] McGilvray KC, Easley J, Seim HB, et al. Bony ingrowth potential of 3D-printed porous titanium alloy: a direct comparison of interbody cage materials in an in vivo ovine lumbar fusion model. Spine J 2018;18(7):1250–1260.

[19] Chaput CD. Surface treatments for spinal implants: a biological perspective. Spine 2018; 43(7S):S6.

# 第11章
# 腰椎间融合术的并发症和翻修

*Kshitij Chaudhary, Arjun Dhawale*

姜文涛 / 译　李毅力 / 审校

## 引言

完成椎间融合手术，可以通过后路腰椎间融合术（PLIF）或者经椎间孔腰椎间融合术（TLIF），侧方腰椎间融合术（LLIF）或者斜侧方腰椎间融合术（OLIF）以及前路腰椎间融合术（ALIF）完成。新融合技术的出现和现有技术的改良，减少了出血、缩短了住院时间，取得了良好的手术效果。但是，相关的并发症仍然需要引起手术医生的认识和关注，以尽可能避免其发生。本章节中，作者将列举关于椎间融合手术的相关并发症。本章节分为两个主要部分，分别是手术入路相关并发症和融合器相关并发症，重点在后者，也将讨论关于这些并发症的翻修策略，最后将会简要介绍如何处理椎间融合术后感染。

## 手术入路相关并发症

避免手术入路相关并发症取决于外科医生对入路的熟悉程度以及对每种入路中解剖结构的清晰了解。

### 前路腰椎间融合术（ALIF）

前路手术由于解剖结构上非常接近大血管，特别是在处理 L4~L5、L5~S1 椎间盘时，大血管损伤是最需要关注的手术并发症。大血管损伤相关并发症的发生率据不同文献报道差别较大，为 0~15.6%。

一项最近的 Meta 分析报告了前路手术并发症的整体发生率为 14.1%，术中和术后并发症的发生率分别为 9.1% 和 5.2%。其中静脉损伤的发生率为 3.2%，逆行性射精为 2.73%，神经损伤为 2%，浅表感染为 1%，术后肠梗阻为 1.4%，其他并发症为 1.3%。文献报道中，静脉损伤更为常见，主要是由于牵拉左侧髂总静脉、下腔静脉和髂腰静脉（图 11.1）。由于有逆行性射精的风险，男性患者应慎重选择腰椎前路手术。神经系统相关的并发症包括神经功能的缺失、感觉障碍和交感神经功能障碍。

据文献报道，腹腔镜和经腹腔入路的并发症发生率高于微创或开放的经腹膜后入路手术。经腹腔入路，会引起较高的逆行性射精和术后肠梗阻的发生率。晚期并发症包括手术切口疝气。

不同的文献，关于入路医生是否能够降低手术入路相关并发症持不同意见。但是，提高对手术入路的熟悉程度，对于降低并发症是十分必要的。

### 侧方腰椎间融合术（LLIF）

腰丛神经损伤是侧方腰椎间融合术所要面对的最主要问题。最新的回顾性综述报道，神经系统并发症的发生率为 36.1%，其中短暂性的屈髋肌无力发生率为 14.1%，短暂性大腿麻为 17.1%，短暂性大腿疼痛为 26.5%。腰丛神经损伤有两种特殊机制，一种是在完成手术路径的暴露时，牵开器和手术器械对神经的直接损伤。另外一种不太被外科医生所熟悉的机制，就是走行于腰大肌中的腰丛神经，在牵开器和横突之间长时间的压迫造成的间接损伤。多数医生低估了这个问题的严重性，并认为大多数神经功能缺失是短暂的，但是据文献报道，永久性神经损伤的发生率高达 4%，其中股四头肌麻痹是最严重的。L4~L5 节段手术时出现神经损伤的概率更大，因为随着腰椎手术节段的下移，腰丛神经更加靠近腰大肌的腹侧面，长时间的压迫就可以造成损伤。除了熟练掌握局部的解剖学知识（章节中有详细介绍），建议使用神经电生理监测以避免神经损伤。自由肌电

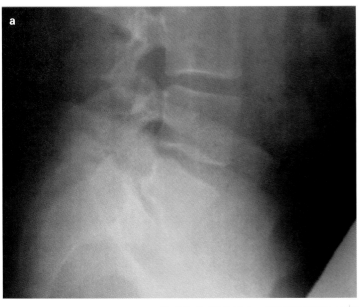
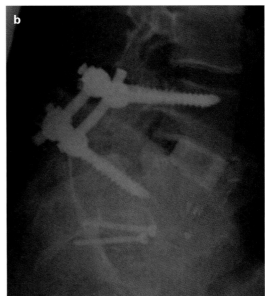
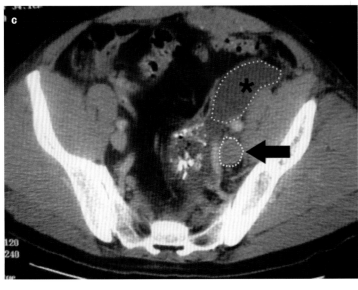

**图 11.1**　a. 38 岁，男性，成人峡部裂型腰椎滑脱。b. L4~L5 和 L5~S1 前路腰椎间融合术结合后路固定融合术。c. 腹膜后血肿（＊）和静脉血栓（黑色箭头），从髂外静脉到小腿近端

图和触发肌电图是现在较为流行的监测技术。但是这只是一种通过接近神经来监测的技术，对于监测第一种神经的直接损伤有效。腰丛神经由于长时间的牵拉造成的间接损伤，可能在肌电图（EMG）上无法监测到。因此，建议外科医生除 EMG 外，还应使用神经完整性监测技术，如体感诱发电位和运动诱发电位。

据文献报道，侧方入路血管损伤的风险比前路手术要低。髂总静脉损伤的发生率为 0.25%。为了防止肌肉回缩而在椎体中间应用的临时固定针，会造成节段血管损伤，应注意避免，固定针应该放在上终板的下方。尽量少使用单极电刀进行灼烧，而多使用双极。逆行性射精在侧方入路手术似乎并不是一个大的问题，但是内脏损伤如肠、输尿管、肾脏等损伤均有零星报道，而且有很多此类事件未被报道。气胸和膈肌损伤可能会发生在上腰椎。

## 斜侧方腰椎间融合术（OLIF）

OLIF 入路手术的目的是解决 ALIF 和 LLIF 手

术所产生的相关并发症。通过在主动脉和腰大肌前缘之间建立斜侧方手术通道，OLIF 可以避免腰丛神经损伤，这在下腰椎经腰大肌入路手术中是非常常见的，而且也可减少对术中使用腰丛神经电生理监测的依赖性。然而，除了内脏损伤的发生率类似于 LLIF，OLIF 还可能引起交感神经功能障碍和血管损伤（0.9%）。OLIF 术后最常见的并发症和 LLIF 一样，残留有短暂的无力、疼痛，或是大腿 / 腹股沟的麻木。出现逆行性射精的风险低于 ALIF。OLIF 是一种相对较新的手术入路方式，目前缺乏 OLIF 较其他侧方入路更安全的相关证据。

## PLIF/TLIF

后侧入路严重的并发症是硬膜撕裂、感染和神经损伤。最近的一项 Meta 分析，比较了 PLIF 和 TLIF 的疗效和并发症发生率，研究共纳入了 990 例患者（TLIF 450 例和 PLIF 540 例），TLIF 的并发症发生率为 8.7%，PLIF 的是 17%。整体上 PLIF 的并发症发生率会更高一些。神经根损伤在 TLIF 组发生 5 例，在 PLIF 组发生 26 例。脑脊液漏在 PLIF 组也更为常见，共发生 33 例，在 TLIF 组发生 15 例。感染的发生率在 PLIF 组较高，共 15 例，在 TLIF 组共 7 例。

## 融合器相关并发症

### 融合器位置不正

与融合器移位不同，融合器位置不正通常是由于手术技术的错误而造成的。椎间植入物位置不正而超过椎间盘的边界可能会导致危及生命的并发症，这是由于重要的血管和内脏结构紧邻椎

间隙的前外侧。幸运的是，它是一种罕见的并发症，在 PLIF 手术中，发生率仅为 0.26%。

## PLIF/TLIF

Ariyoshi 等报道了一例 74 岁的女性患者，其 L4~L5 TLIF 融合器由于放置的位置过于靠前而进入了腹膜后间隙。该融合器当时并未引起血管损伤，但当外科医生在 1 周后试图通过腹膜后入路取出融合器时，发生了严重的下腔静脉损伤，需要彻底结扎下腔静脉。幸运的是，患者活了下来，但是术中出血量约 2 L，与死神擦肩而过。Pawar 等报道了 1 例 55 岁的感染性椎间盘炎患者，在行 TLIF 手术时，为了将融合器置入最佳的位置，融合器被推挤得过于靠前，导致椎间隙大量出血，血管外科医生通过前路修复了下腔静脉损伤，但是术中却没有找到融合器。后来发现融合器栓塞到了左肺动脉，令人惊讶的是，患者没有出现任何不适。

术中仔细慎重地操作，是可以避免类似并发症的。通过侧位 X 线透视图像确认融合器位置之前，不要将融合器与导入器松开。一旦融合器被松开释放后，使用一些不能够锁紧融合器的手术器械，通过撞击使融合器达到理想的位置，这是十分危险的。除了侧位透视，还要正位透视，以确认在合并有脊柱侧弯时，由于解剖结构的紊乱，而使融合器置入位置过于靠外。TLIF 手术中融合器放置在椎体中线附近时，可获得更大的稳定性，从而在冠状面侧弯时提供最佳的稳定性。

在矢状面上，当融合器放置位置靠前，远离后侧结构，可在屈伸活动时提供更好的稳定性。应避免使用过大的融合器，以及在没有充分的松解椎间隙时敲打融合器，因为这需要使用更大的力量而容易出现失手的情况。此外，过度撑开椎间隙会导致前纵韧带和纤维环破裂，尤其是在感

染性椎间盘炎中，如果操作失误会导致融合器向前移位。当行 PLIF 需要使用两个融合器时，术者在插入第二个融合器时应谨慎，确保不会将第一个融合器向前推出。

### 翻修策略

如果融合器被放置得过于靠前而导致了严重的出血，这时应该怀疑大血管损伤，并寻求血管外科医生的帮助。有时通过填塞椎间隙可以临时控制出血，如果出血无法控制，外科医生必须立即将患者仰卧，并通过前入路控制出血。如果没有发生严重的出血，而且融合器部分位于椎间隙内，则可以尝试将其取出，有些医生在关节镜的帮助下成功地做到了这一点。如果融合器太靠前，只要出血可以得到有效控制，医生可以继续完成手术。术后应尽早行 CT 血管造影检查。如果融合器压迫脏器或接触大血管，应在血管外科医生的帮助下将其取出，以避免形成假性动脉瘤或脏器的损伤。然而，术前应与血管外科医生协商，因为前路取出融合器可能会导致危及生命的血管受伤，有时不取融合器也是比较明智的选择。

## LLIF/OLIF

LLIF/OLIF 手术是通过建立狭窄的手术通道完成的，这可能会限制椎间隙空间的视野。外科医生依靠标准的正侧位透视、正确体位的摆放和术中的神经电生理监测来指导融合器的置入。在 OLIF 等前路手术中，理想的融合器位置是在椎体的前 1/3，以重建腰椎节段的前凸，而不影响神经的间接减压。这时，操作技术的错误可能是导致融合器位置不佳的原因。即使有正确的定位和透视，如果手术医生不能正确理解椎体的椭圆形，那么他的操作可能会过度地靠前或者靠近侧方，而超出了椎间盘的边界，紧邻大血管和神经根。

如果椎间融合器斜放在椎间隙，它的远端可能会侵犯到对侧的椎间孔。

Regev 等报道，如果仅根据正位透视图像确定融合器的长度，则可能发生融合器超出椎间盘边界。如果融合器放置在椎间隙的前 1/3 处，发现 45% 的融合器会明显地超出椎间隙边缘而侵犯对侧的椎间孔。作者建议，如果融合器放置靠前，可以使用小 15% 的融合器。当然最精确的方法是通过术前测量 MRI 或者 CT 的横断位来判断需要放置融合器的大小。

合并有椎体轴向旋转的脊柱侧弯患者行 LLIF/OLIF 手术时，更容易出现融合器放置位置不正。如果融合器放置的位置超出了椎间盘的范围，损伤重要结构的风险更高，因为神经在侧弯畸形的凸侧位置更加靠前，而血管在侧弯的凹侧位置更加靠后。

## 前路腰椎间融合术

ALIF 融合器位置不正，通常是由于手术医生术中未能准确识别中线，而导致融合器位置偏向一侧，如果大小不合适，就会侵犯椎间孔导致神经损伤。融合器的前缘和螺钉应该在融合器前侧边界以内，从而防止损伤到大血管。

## 融合器下沉和移位

融合器移位（CM）与融合器位置不正不同，它可以定义为融合器最初位置正确，之后在原有位置上发生了移动。一些严重情况，可能出现融合器后移（CR），进入椎间孔或者椎管内。融合器在水平位置上的移动，可能伴随有下沉入椎体的终板内。

移位的融合器伴或不伴有下沉，都可能导致局部的后凸畸形和序列欠佳（图 11.2）。有时会影响椎间融合，从而导致螺钉松动，融合器位置更

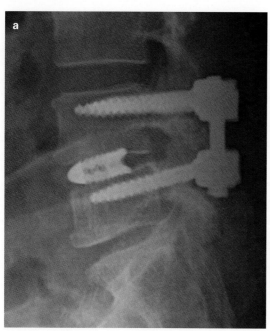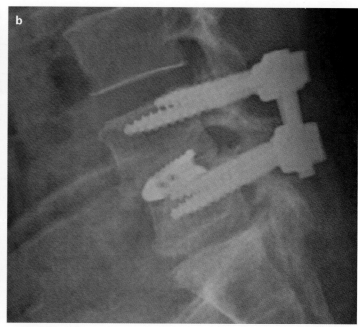

**图 11.2**　术后 6 个月，疑似螺钉松动融合器下沉（a、b），但患者无症状

加不正。不仅会使患者再次出现疼痛，甚至可能
会出现神经症状。

### PLIF/TLIF 融合器移位

　　研究表明 CM 和 CR 通常发生在术后早期，尤
其是术后的 3 个月以内。PLIF/TLIF 手术发生 CM
的高危因素，大致可分为患者相关因素、影像学
相关因素和手术技术相关因素等因素。

#### 患者相关因素

　　（1）骨质疏松：合并有骨质疏松的患者有较
高的融合器下沉和移位的风险。融合器的稳定性
不仅取决于终板的强度，还取决于椎弓根螺钉的
强度（图 11.3）。骨质疏松可以导致椎弓根螺钉的
松动，进而出现 CM。然而，在许多情况下，无法
确定是 CM/ 下沉导致螺钉失效，还是相反的情况。
　　（2）体重指数：体重指数（BMI）是否会影
响内固定物失败的风险尚不清楚。我们可以认为，

BMI 高的肥胖患者出现 CM 的风险更高。然而，一
项研究发现低 BMI 与 CR 相关，但是研究者们不
能清楚地解释高 BMI 对融合器的保护机制。

#### 影像学因素

　　研究发现，椎间盘的影像学形态与融合器移
位的风险明显相关。椎间隙后方的高度越高，明
显增加 CM 的风险。有研究认为术前椎间隙屈伸时
活动度越大，椎间隙高度越大，CR 的风险也就越
大。通常，终板有一个平坦的表面或者是一个凹
面，这样融合器可以有最大的接触面积，从而使
载荷均匀分布。梨形椎间盘的后半部分是凸形表
面，前半部分是凹形表面。类似这样的圆盘形状，
终板在矢状面上不会与融合器的四面接触，这可
能会导致不稳定和 CM。因此，在考虑 PLIF 或
TLIF 时，术者应仔细评估椎间隙的形态。

#### 手术技术相关因素

　　（1）融合器相关因素：3 种常见的融合器形

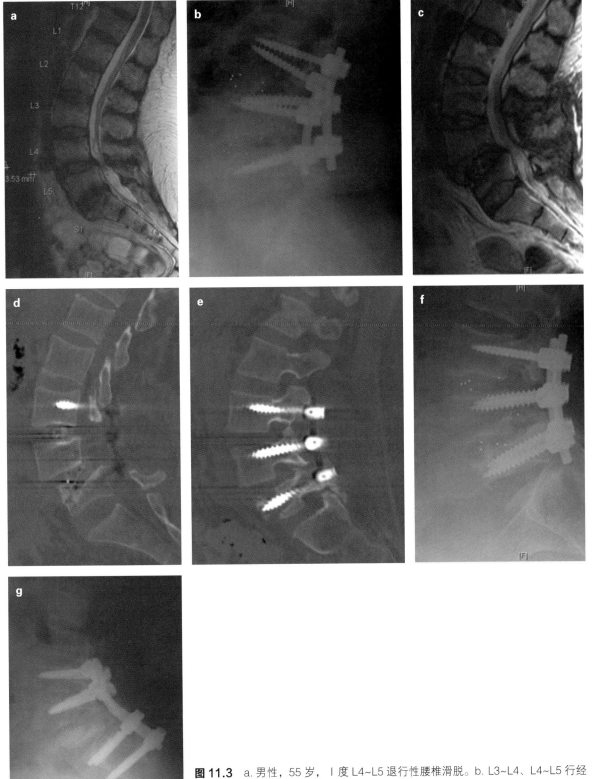

**图 11.3**　a. 男性，55 岁，Ⅰ度 L4~L5 退行性腰椎滑脱。b. L3~L4、L4~L5 行经椎间孔腰椎间融合术，术中医生发现骨质较为疏松。c~e. 1 个月后，患者主诉疼痛进行性加重，活动严重受限，MRI 及 CT 显示 L5 上终板骨折伴有 L5 螺钉松动。f. L4~L5 TLIF 术，融合器向后移位。由于既往有肾脏移植手术史，无法行前路手术。进行后路翻修手术，在 L3、L4 置入直径较大的螺钉，将 L5 螺钉取出。远端固定采用 S1 螺钉和髂骨螺钉。应用骨形态发生蛋白进行后外侧融合。由于没有腿疼症状，未尝试取出融合器。g. 10 个月后，患者症状消失，椎间骨性融合

状——子弹形，盒子形，香蕉形。子弹形融合器虽然易于插入，但在多项研究中已被证明是 CR 的危险因素。文献没有明确材料（钛或 PEEK）是否影响 CM。大小：较小的融合器可以在椎间隙内移动；较大的融合器会导致局部前凸的丢失，还会导致终板损伤。位置：如果融合器的中点位于椎间隙中线的后方，则融合器后移的风险较高。

（2）后路器械：由于导致 CM 的高风险，不建议使用单枚融合器。然而，单侧固定是否可以达到融合而预防 CM，是有争议的。但多项研究认为，由于单侧固定失败风险较高，不建议使用。如果后路钉棒器械对融合器没有轻微的加压作用，那么 CR 的风险很大。这在微创手术 MISTLIF 中如果术者没有注意，十分容易发生。

（3）固定节段：L5~S1 节段似乎特别容易发生 CR。因为这一节段在腰椎中具有最大的前凸，而普通的融合器设计没有足够的前凸来达到适当的贴合。很多时候在做 L5~S1 TLIF 时，为了保证 S1 的螺钉不松动，而进行长节段的腰椎固定融合。这会在局部形成悬臂效应，而给 S1 螺钉施加更大的应力。手术医生可以在处理高度前凸的间隙时选择一个香蕉形的融合器，并通过螺钉局部加压而防止 CM。另外，在多节段融合时，可以使用髂骨固定来避免 L5~S1 内固定失败。

（4）终板损伤：如果对终板进行过度刮除，特别是对于骨质疏松患者，融合器会出现下沉和移位。在充分切除软骨的同时，不应破坏骨性终板。在将融合器放入椎间隙之前，应使用椎板撑开器扩大椎间隙空间，否则在狭窄塌陷的椎间隙强行置入融合器会损伤终板，而导致融合器下沉或移位。

### PLIF/TLIF 融合器后移的翻修策略

大多数 CR 的患者都需要手术治疗。由于局部广泛的纤维化和取出融合器时神经损伤的风险，后路翻修手术对操作技术的要求很高（图 11.4）。

术中过度的神经牵拉会使患者的下肢感觉丧失甚至瘫痪。一些研究认为 TLIF 术后的 CR 翻修可能会更容易、更安全，因为融合器易于从硬膜边缘向外移动。其他一些研究报道了成功的采用经硬膜入路取出融合器，而不是靠牵拉神经根。通过前路取出融合器也存在争议。文章报道前路手术中血管损伤的发生率很高，特别是 L4~L5 节段，主要是由于 PLIF/TLIF 手术置入融合器后造成的局部血管粘连。

### LLIF/OLIF 融合器移位

融合器下沉是 LLIF 的常见问题，由于定义不同，报道发生率为 10%~60%。虽然大部分无明显症状，但是除了可以引起假关节形成和翻修手术外，还会导致序列欠佳和对神经的间接减压失败。研究发现，融合器下沉更常见于长节段固定和使用较大的融合器后。如果融合器和椎间隙边缘不贴合，特别是在骨质疏松患者中，那么融合器更容易下沉。

幸运的是，LLIF 融合器在水平面的 CM 发生率很低，特别是大多数 LLIF 患者补充了后路内固定系统（图 11.5）。如果对侧纤维环没有充分松解，特别是在退变性脊柱侧弯中，残留的冠状面失衡可能会导致融合器从置入的一侧移出。尾侧的终板比头侧的终板薄弱，所以尽量避免损伤，特别是在处理椎间隙时，在融合器置入前应使用保护装置。较低较宽的融合器不容易下沉或移位。

### ALIF 融合器移位

ALIF 术后 CM 发生率较低，文献报道不到 1%。通常，当患者在改变体位进行后路补充内固定时，会发生融合器移位。其原因通常是尺寸过小的融合器 / 内置物不能充分拉伸纤维环而导致融合器和

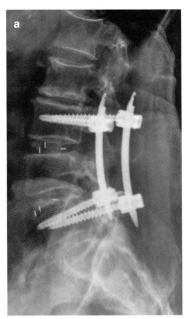
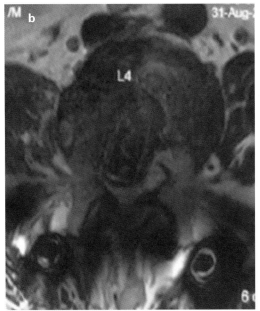
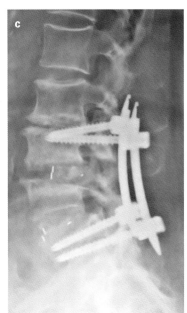
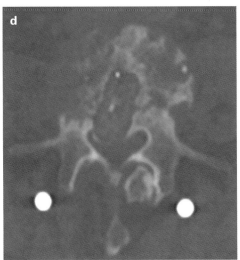
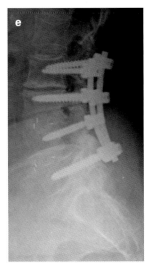

图 11.4　a. 女性，82 岁，行 L3~L4 和 L4~L5 微创经椎间孔腰椎间融合术。b. 2 年后，L3~L4 骨不连，融合器移位，L3 椎弓根螺钉松动，患者出现严重的神经根症状。MRI（c）和 CT（d）显示融合器后移。e. 后路翻修术取出 L3~L4 融合器，置入混有骨形态发生蛋白的融合器，并将融合节段延长至 L2

椎间隙没有紧密贴合。相反，较大尺寸的融合器也容易被挤出椎间隙造成移位，同时伴有或不伴有终板的严重破坏。如前所述，骨质疏松也会导致骨 - 融合器接触界面被破坏。

　　这种并发症可以通过正确确定融合器的尺寸和保护终板的完整性来避免。尽管融合器的设计已从圆柱形改进为盒子形，但独立的 ALIF 融合器在生物力学上仍然较弱，并且报道了较多的与融合器相关的并发症。可以放置固定螺钉，一些融合器设计有锁定螺钉，可以防止 CM。前路钉板

是一种选择，但它需要更多的暴露包括前方血管。由于这些因素，大多数外科医生更倾向于选择后路补充固定来避免这些风险。

## 假关节

　　一些研究报道，使用融合器的椎间融合率高于 98%。许多没有发生椎间隙骨性融合的患者可能没有症状；因此，翻修手术的发生率仍然是比较低的。上述任何一项融合器相关并发症均可导

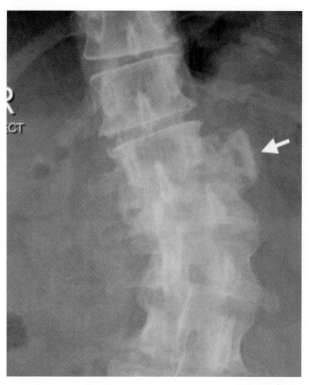

**图 11.5**　65 岁老年患者，行前路自体髂骨植骨融合术治疗化脓性椎间盘炎，出现植入物移位，没有补充后路内固定术

致假关节；但是，即使融合器位置不正、下沉或者移位，椎间融合仍然是可能的，这决定于骨性融合与内固定失败哪个最先发生（图 11.4）。患者的身体状态也起着非常重要的作用，应全面评估整体健康、营养、用药情况和吸烟情况等。

**椎间内置物感染**

椎间融合器周围感染，在 MRI 上表现为邻近椎体骨髓水肿、局部积液、终板破坏、残余椎间盘组织信号增强。有时这可能会与无菌性松动相混淆。但是后一种情况通常表现为终板硬化，无积液，轻微骨髓水肿（部分情况有），残余椎间盘组织无强化。大多数早期手术部位感染（SSI，< 3 个月）可以采取积极的清创治疗，从而尽可能保留内置物。然而，如果没有得到及时的治疗，感染 > 3 个月，会导致更加严重的破坏，内置物松

动，内置物保留的可能性更小（图 11.6）。

大多数医生认为，在治疗腰椎后外侧融合术后的 SSI 时，椎弓根螺钉等内固定物多数情况下可以保留。然而，对于如何处理椎间内置物的感染仍然存在争议。一些医生支持保留椎间内置物或融合器，而另一些医生提出保留融合器可能会导致无法有效地控制感染。融合器表面生物膜的形成被认为是无法根治感染的机制之一。细菌对钽的黏附是最不容易形成的，其次是钛金属，容易形成生物膜的材料是 PEEK 和不锈钢。

最新的一项研究报告显示，在保留椎间融合器的患者中，只有 47% 的患者成功控制了感染，大多数治疗失败是因为感染超过 1 个月才得到及时有效的诊治。对于椎间隙感染患者，若存在融合器或椎弓根螺钉松动征象，单纯后路清创手术失败率高（图 11.6）。对于这类患者，建议彻底清创、取出融合器进行脊柱序列稳定性重建。如果没有影像学上的松动征象，并且在早期（< 1 个月）发现感染，则仅行后路病灶清除术，感染得到有效控制的机会很大。然而，如果诊断延迟（> 1 个月），单纯后路清创的成功率较低，需要彻底清创并取出融合器（图 11.7 和图 11.8）。

**要点**

· ALIF 手术存在手术入路相关并发症，其中血管损伤处理最为困难。

· LLIF 入路：腰丛神经损伤使很多医生望而却步。

· OLIF 入路是一种相对较新的手术方式，手术入路相关并发症的发生率明显低于 ALIF 或 LLIF，优越性显而易见。

· TLIF 手术较 PLIF 手术应用更为普遍，因为 TLIF 手术神经损伤和相关并发症的发生率明显

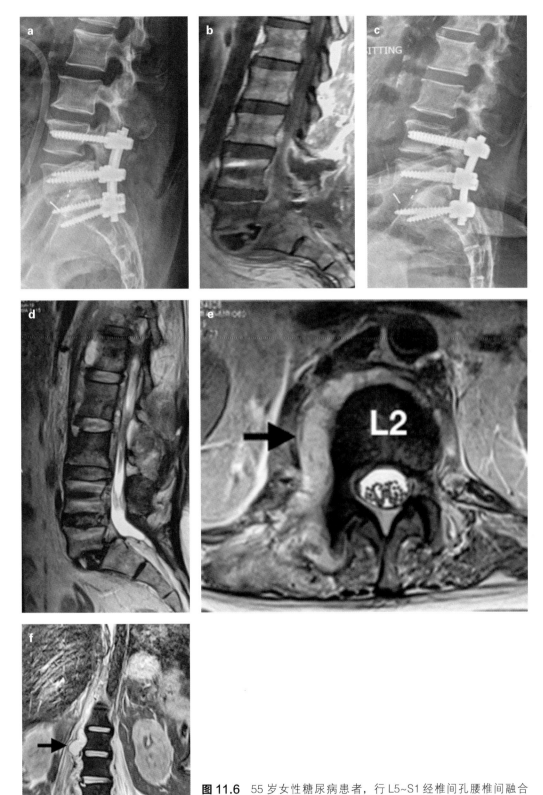

**图 11.6**　55 岁女性糖尿病患者，行 L5~S1 经椎间孔腰椎间融合术，术后 1 周出现严重伤口感染（a）。清创后 1 个月内 MRI 显示融合器及椎体周围广泛感染（b）。患者伤口愈合好，静脉应用抗生素 4 个月。1 年后 S1 螺钉松动，L5 椎体滑脱加重，融合器向腹侧移动（c）。MRI 此时显示 L5~S1 区域形成骨质重建，但广泛的腰大肌脓肿向上延伸（黑色箭头）（d~f）。该病例影像显示如果没有取出已经松动的内置物，感染将持续存在

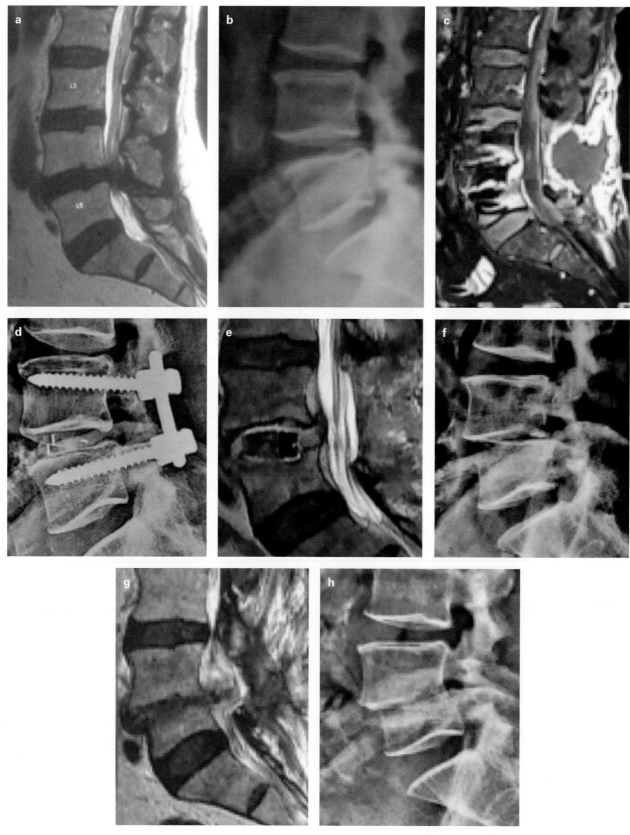

**图 11.7**　80 岁男性患者，行 L4~L5 经椎间孔腰椎间融合术。术前 MRI（a）和 X 线片（b）。他出现了手术部位深部感染（c）。在反复清创和部分内置物取出后，感染仍然没有得到控制（d）。MRI 显示融合器周围感染（e）。最后取出融合器（f），而后感染得到有效控制，椎间隙塌陷（g、h）

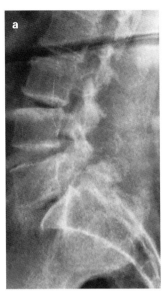 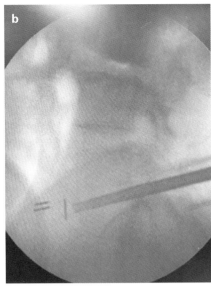 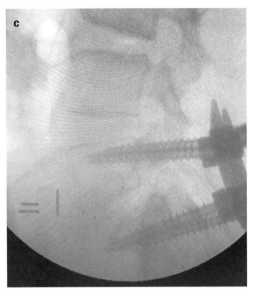

**图 11.8**　70 岁女性患者，成人峡部裂型 L5/S1 滑脱行 MIS-TLIF。a. 使用 12 mm 可膨胀式融合器。融合器膨胀后，骨被压挤进扩张的融合器中。这导致融合器向前移动至腹膜后区域（b、c）。没有出血。由于后路取出融合器不安全，手术医生决定继续手术。置入螺钉后在椎间隙放置一个 12 mm 的普通融合器。在入路医生的帮助下，通过腹膜后入路取出向前移位的融合器

偏低。

· 融合器移位通常与手术操作不规范有关。

· 融合器下沉比较常见，通常没有症状。

· 融合器移位可能是由于患者健康状况、影像形态和手术技术等相关的因素共同造成的。

· 椎间内置物的感染需要积极的椎间清创，如果显示有内置物的松动，或者是感染诊断延迟，则将内置物取出。

## 参考文献

[1] Pichelmann MA, Dekutoski MB. Complications related to anterior and lateral lumbar surgery. Semin Spine Surg 2011;23:91–100.

[2] Bateman DK, Millhouse PW, Shahi N, et al. Anterior lumbar spine surgery: a systematic review and meta-analysis of associated complications. Spine J 2015;15(5):1118–1132.

[3] Hijji FY, Narain AS, Bohl DD, et al. Lateral lumbar interbody fusion: a systematic review of complication rates. Spine J 2017;17(10):1412–1419.

[4] Chaudhary K, Speights K, McGuire K, White AP. Trans-cranial motor evoked potential detection of femoral nerve injury in trans-psoas lateral lumbar interbody fusion. J Clin Monit Comput 2015;29(5):549–554.

[5] Mobbs RJ, Phan K, Malham G, Seex K, Rao PJ. Lumbar interbody fusion: techniques, indications and comparison of interbody fusion options including PLIF, TLIF, MI-TLIF, OLIF/ATP, LLIF and ALIF. J Spine Surg 2015;1(1):2–18.

[6] Li JXJ, Phan K, Mobbs R. Oblique lumbar interbody fusion: technical aspects, operative outcomes, and complications. World Neurosurg 2017;98: 113–123.

[7] de Kunder SL, van Kuijk SMJ, Rijkers K, et al. Transforaminal lumbar interbody fusion (TLIF) versus posterior lumbar interbody fusion (PLIF) in lumbar spondylolisthesis: a systematic review and meta-analysis. Spine J 2017;17(11):1712–1721.

[8] Murase S, Oshima Y, Takeshita Y, et al. Anterior cage dislodgement in posterior lumbar interbody fusion: a review of 12 patients. J Neurosurg Spine 2017;27(1):48–55.

[9] Ariyoshi D, Sano S, Kawamura N. Inferior vena cava injury caused by an anteriorly migrated cage resulting in ligation: case report. J Neurosurg Spine 2016;24(3):409–412.

[10] Pawar UM, Kundnani V, Nene A. Major vessel injury with cage migration: surgical complication in a case of spondylodiscitis. Spine 2010;35(14): E663–E666.

[11] Heary RF, Mummaneni PV. Editorial: vascular injury during spinal procedures. J Neurosurg Spine 2016;24(3):407–408, discussion 408.

[12] Quigley KJ, Alander DH, Bledsoe JG. An in vitro biomechanical investigation: variable positioning of leopard carbon fiber interbody cages. J Spinal Disord Tech 2008;21(6):442–447.

[13] Kwon BK, Berta S, Daffner SD, et al. Radiographic analysis of transforaminal lumbar interbody fusion for the treatment

of adult isthmic spondylolisthesis. J Spinal Disord Tech 2003;16(5): 469–476.

[14] Bono CM, Khandha A, Vadapalli S, Holekamp S, Goel VK, Garfin SR. Residual sagittal motion after lumbar fusion: a finite element analysis with implications on radiographic flexion-extension criteria. Spine 2007;32(4):417–422.

[15] Park SJ, Lee CS, Chung SS, Kang SS, Park HJ, Kim SH. The ideal cage position for achieving both indirect neural decompression and segmental angle restoration in lateral lumbar interbody fusion (LLIF). Clin Spine Surg 2017;30(6): E784–E790.

[16] Regev GJ, Haloman S, Chen L, et al. Incidence and prevention of intervertebral cage overhang with minimally invasive lateral approach fusions. Spine 2010;35(14):1406–1411.

[17] Kraiwattanapong C, Arnuntasupakul V, Kantawan R, et al. Malposition of cage in minimally invasive oblique lumbar interbody fusion. Case Rep Orthop 2018;2018:9142074.

[18] Park M-K, Kim K-T, Bang W-S, et al. Risk factors for cage migration and cage retropulsion following transforaminal lumbar interbody fusion. Spine J 2019;19(3):437–447.

[19] Pan F-M, Wang S-J, Yong Z-Y, Liu XM, Huang YF, Wu DS. Risk factors for cage retropulsion after lumbar interbody fusion surgery: series of cases and literature review. Int J Surg 2016;30:56–62.

[20] Lee D-Y, Park Y-J, Song S-Y, Jeong ST, Kim DH. Risk factors for posterior cage migration after lumbar interbody fusion surgery. Asian Spine J 2018;12(1):59–68.

[21] Aoki Y, Yamagata M, Nakajima F, et al. Examining risk factors for posterior migration of fusion cages following transforaminal lumbar interbody fusion: a possible limitation of unilateral pedicle screw fixation. J Neurosurg Spine 2010;13(3): 381–387.

[22] Kimura H, Shikata J, Odate S, Soeda T, Yamamura S. Risk factors for cage retropulsion after posterior lumbar interbody fusion: analysis of 1070 cases. Spine 2012;37(13):1164–1169.

[23] Bakhsheshian J, Khanna R, Choy W, et al. Incidence of graft extrusion following minimally invasive transforaminal lumbar interbody fusion. J Clin Neurosci 2016;24:88–93.

[24] Zaidi HA, Shah A, Kakarla UK. Transdural retrieval of a retropulsed lumbar interbody cage: technical case report. Asian J Neurosurg 2016;11(1):71.

[25] Nguyen H-V, Akbarnia BA, van Dam BE, et al. Anterior exposure of the spine for removal of lumbar interbody devices and implants. Spine 2006;31(21):2449–2453.

[26] Towers WS, Kurtom KH. Stand-alone LLIF lateral cage migration: a case report. Cureus 2015;7(10): e347.

[27] Chang C-W, Fu T-S, Chen W-J, Chen CW, Lai PL, Chen SH. Management of infected transforaminal lumbar interbody fusion cage in posterior degenerative lumbar spine surgery. World Neurosurg 2019;126:e330–e341.

# 第 12 章
# 腰椎间融合术的临床影像学结果

*Sajesh Menon*

邵 哲 / 译 李毅力 / 审校

## 引言

腰椎退行性病变可导致老年患者腰背部疼痛、神经源性跛行、活动能力下降和生活质量降低，是老年人群中的常见疾病，也是导致老年人丧失活动力最常见的原因之一。当患者出现明显症状影响日常生活时，通常需要手术治疗，目前最常用的手术方法是对退变节段进行减压融合内固定，以稳定病变的节段，恢复腰椎的生理性前凸，并矫正可能并存的畸形。自20世纪初首次提出腰椎融合技术以来，多种脊柱融合技术得到了显著的发展，目前常用的腰椎间融合术（LIF）包括传统的后外侧横突间融合术（PLF）、后路腰椎间融合术（PLIF）、经椎间孔腰椎间融合术（TLIF）、微创经椎间孔腰椎间融合术（MIS-TLIF）、斜侧方腰椎间融合术（OLIF）、侧方腰椎间融合术（LLIF）和前路腰椎间融合术（ALIF）。

临床影像学方面的研究结果促进了更多的新型 MIS-TLIF 手术技术的出现。了解临床影像学结果，对于使用更合适的手术方式治疗相关的腰椎疾病，是十分重要的。这些研究结果也可以帮助我们更好地比较不同手术方式的优缺点。

## 功能改善评估

任何一种临床测量结果都是评估治疗效果的重要指标。用于评估 LIF 术后疗效的常用临床评估量表在大多数研究中都是较为成熟的。一项评估腰椎手术功能改善的结局评分 Meta 分析中，Ghogawala 等建议将 Oswestry 功能障碍指数评分（ODI）作为疾病临床改善的主要特异性评估指标，作者还发现 36 项健康调查简表（SF-36）和最新的 12 项健康调查简表（SF-12）已成为目前主要

评估患者健康状况的指标。因此治疗师 / 外科医生有必要熟悉和了解这些与健康相关生活质量评分（HRQL）。

### 健康相关生活质量评分（HRQL）

HRQL 量表是针对患者的一组问卷，内容包括他们可以做哪些活动，多久可以做一次，以及他们在做这些活动时的困难程度。HRQL 量表的可信度和有效度已被广泛研究证实。HRQL 量表通常被分为以下几种类型：通用型（SF-36、SF-12）、特定疾病型（RMQ、ODI）和特定患者型。

### 健康调查简表（SF-36 或 SF-12）

SF-36 在腰痛患者中的可靠性已被广泛验证，也是目前最常用的调查问卷之一。它主要包括两个方面，生理方面的评分（PCS）和心理方面的评分（MCS）。这两个方面又细分为总的一般健康状况、生理机能、生理职能、躯体疼痛、精神健康、情绪职能、活力和社会功能共 8 个领域。它共有 12 种不同语言版本，标准版本是基于患者以往 30 天总体状态的问卷。这是一份自我问答形式的问卷，患者通常需要 5~10 min 的时间填写。

为了减少填写问卷所需的时间（控制在 5 min 内完成），SF-12 只有 12 个问题（图 12.1），和 SF-36 类似，SF-12 同样包括生理和心理两个方面的评价。尽管本问卷同样可靠有效，但更适合用于组间的比较，而非个体的评价。

### Roland-Morris 腰痛和功能障碍问卷表（RMQ）

Roland-Morris 腰痛和功能障碍问卷表是一种广泛应用的针对腰背部疼痛的特异性评价工具。

| 1. 总体来说，您认为您现在的健康状况是： | | | | | |
|---|---|---|---|---|---|
| □非常好　　　　　□很好　　　　　□好　　　　　□一般　　　　　□差 | | | | | |

| 下面的问题是关于你一天中可能会做的活动。你现在的健康状况对你的活动有影响吗？如果有，有多大影响。 | | | |
|---|---|---|---|
| | 非常影响 | 有影响 | 没影响 |
| 2. 中等强度的活动，例如搬动桌子，用吸尘器打扫卫生，打保龄球或高尔夫球。 | □ | □ | □ |
| 3. 不休息的情况下可以正常爬楼梯。 | □ | □ | □ |

| 在过去的 4 周内，是否因健康原因而在日常生活或工作中出现下列问题？ | | |
|---|---|---|
| | 有 | 没有 |
| 4. 实际完成的比想做得少。 | □ | □ |
| 5. 在工作或其他活动上受到限制。 | □ | □ |

| 在过去的 4 周内，您是否因为情绪问题（例如感到沮丧或焦虑）而在工作或其他日常活动中出现下列问题？ | | |
|---|---|---|
| | 有 | 没有 |
| 6. 实际完成的比想做得少。 | □ | □ |
| 7. 在工作或其他活动中不如平时认真。 | □ | □ |

| 8. 在过去的 4 周内，疼痛对您正常工作（包括外出活动和家务工作）的影响有多大？ | | | | |
|---|---|---|---|---|
| □完全没影响　　□有很少影响　　□有一些影响　　□有较大影响　　□有非常大影响 | | | | |

| 下面这些问题需要您基于过去 4 周的总体感觉，给出一个最接近您感觉的答案。 | | | | | |
|---|---|---|---|---|---|
| 在过去的 4 周内，您有多少时间感到…… | | | | | |
| | 常常 | 大部分时间 | 很多时间 | 一般 | 很少时间 | 没有 |
| 9. 感到心平气和。 | □ | □ | □ | □ | □ | □ |
| 10. 感到精力充沛。 | □ | □ | □ | □ | □ | □ |
| 11. 感到心情不好、沮丧。 | □ | □ | □ | □ | □ | □ |

| 12. 在过去的 4 周内，有多少时间因为您的身体健康和情绪问题而妨碍了您的社交活动（如探亲或访友）？ | | | | |
|---|---|---|---|---|
| □常常　　　　□大部分时间　　　　□一般　　　　□很少时间　　　　□没有 | | | | |

**图 12.1**　12 项健康调查简表（SF-12）

它的可信度和有效度同样得到广泛的论证。该问卷由 24 个关于腰痛对日常生活影响的问题组成（图 12.2），每个问题的分值为 1 分，回答是得 1 分，回答不是得 0 分，总分最高 24 分，最低 0 分。分数越高，表明功能障碍越明显。患者通常需要 5 min 左右来完成此问卷。如果患者术

---

**Roland–Morris 腰痛和功能障碍问卷表（RMQ）**

患者姓名：＿＿＿＿＿＿＿＿＿＿＿＿　日期：＿＿＿＿＿＿＿＿＿＿＿＿

说明：当你腰背部疼痛时，你可能会发现很难做到一些你通常可以做到的事，请将其标记出来。

□由于腰痛，大部分时间都待在家里

□为了减轻腰痛，需要经常变换体位

□由于腰痛，比平时走得慢

□由于腰痛，不能做平常能做的家务

□由于腰痛，上楼时常需扶手

□由于腰痛，需要更多的躺下休息

□由于腰痛，从椅子上起来时必须用扶手

□由于腰痛，常请求他人帮助自己做事

□由于腰痛，很难独立从椅子上站起来

□腰背部全天都在痛

□由于腰痛，在床上翻身有困难

□由于腰痛，胃口不是很好

□由于腰痛，穿袜子有困难

□由于腰痛，只能短距离行走

□腰痛影响睡眠

□由于腰痛，需要他人帮助穿衣裤

□由于腰痛，一天内大部分时间需要坐着

□由于腰痛，不能干重活

□由于腰痛，比平时更易急躁和发脾气

□由于腰痛，上楼梯比平时更慢

□由于腰痛，整日需卧床休息

**图 12.2**　Roland–Morris 腰痛和功能障碍问卷表（RMQ）

---

前评分为 14 分，术后随访时评分为 4 分，则患者 RMQ 评分改善了 10 分，改善率为 71%（10/14 × 100%）。

## Oswestry 功能障碍指数（ODI）评分

ODI 评分是 20 世纪 80 年代首次提出的，之后经历过多次修改，目前仍在广泛使用。ODI 评分针对特定的疾病具有良好的可信度和有效度。此问卷和其他问卷类似，都是通过患者自我问答，通常需要 5 min 左右完成本问卷。此问卷由 10 个用来衡量日常生活活动和特定活动相关的疼痛强度的问题组成，每个问题 6 个选项，每个问题的最高得分为 5 分，选择第一个选项得分为 0 分，依次选择最后一个选项得分为 5 分。将得分相加并乘以 2，可得出功能障碍百分率（图 12.3）。

## Oswestry 功能障碍指数（ODI）评分

简介：这份问卷的目的是让我们了解腰背部疼痛对你的日常生活有何影响。请在每个部分的方格内选择最接近你感受的选项，某些部分可能有两个或更多的选项让你觉得都符合你的现状，但请选择最接近你问题的选项。

1. 疼痛的程度
□ 无任何疼痛
□ 有轻微的疼痛
□ 较明显的疼痛（中度）
□ 明显的痛（相当严重）
□ 严重的痛（非常严重）
□ 能想象到的最痛苦的疼痛

2. 日常生活（洗漱、穿脱衣服等）自理能力
□ 完全能自理，一点也不引起腰痛加重
□ 完全能自理，但是能引起腰痛
□ 能自理，但会导致腰痛加重，以致动作小心、缓慢
□ 多数日常活动可自理，有的需要他人帮助
□ 绝大多数日常活动需要他人帮助
□ 穿脱衣服、洗漱困难，只能躺在床上

3. 提物
□ 提重物时并不引起腰痛加重
□ 可提起重物，但会导致腰痛
□ 腰痛导致不能拿起地面上的重物，但能拿起合适位置的重物
□ 腰痛导致不能拿起地面上的重物，但能拿起合适位置的轻一点的物体
□ 能拿起特别轻的物体
□ 不能拿起任何东西

4. 行走
□ 腰痛一点，也不妨碍走路
□ 由于腰痛，最多只能走 1 mi（1 mi ≈ 1.61 km）
□ 由于腰痛，最多只能走 0.5 mi
□ 由于腰痛，最多只能走 100 m
□ 只能借助拐棍或手杖走路
□ 不能走路，只能躺在床上

5. 坐
□ 随便多高的椅子，想做多久做多久
□ 只要椅子高度合适，想做多久做多久
□ 由于疼痛加重，最多只能坐 1 h
□ 由于疼痛加重，最多只能坐 30 min
□ 由于疼痛加重，最多只能坐 10 min
□ 由于疼痛加重，一点也不能坐

6. 站立
□ 想站多久站多久，不会引起腰痛加重
□ 想站多久站多久，但引起腰痛加重
□ 由于腰痛，最多只能站 1 h
□ 由于腰痛，最多只能站 30 min
□ 由于腰痛，最多只能站 10 min
□ 由于腰痛，一点也不敢站

7. 睡眠
□ 腰痛不影响睡眠
□ 偶尔晚上会被痛醒
□ 由于腰痛，最多只能睡 6 h
□ 由于腰痛，最多只能睡 4 h
□ 由于腰痛，最多只能睡 2 h
□ 由于腰痛，根本无法入睡

8. 性生活
□ 完全正常，不会导致腰痛加重
□ 完全正常，但会导致腰痛加重
□ 基本正常，但会很痛
□ 由于腰痛，性生活严重受限
□ 由于腰痛，基本没有性生活
□ 由于腰痛，根本没有性生活

9. 社交活动
□ 完全正常，不会因此加重腰痛
□ 腰痛对我的社交活动没有显著影响，只会限制部分活动，如运动
□ 腰痛限制了我的社交活动，导致我不经常外出
□ 腰痛导致只能在家里从事一些社会活动
□ 腰痛导致不能从事任何社会活动

10. 旅行
□ 能到任何地方旅行，不能导致腰痛加重
□ 能到任何地方旅行，但会导致腰痛加重
□ 由于腰痛，外出旅行不能 > 2 h
□ 由于腰痛，外出旅行不能 > 1 h
□ 由于腰痛，外出旅行不能 > 30 min
□ 由于腰痛，根本无法外出

**图 12.3** Oswestry 功能障碍指数（ODI）评分

| 得分解释 | |
|---|---|
| 0~20%：轻度残疾 | 患者能应付大多数的生活活动。通常无须特殊治疗，但应避免举重、久坐和体育锻炼 |
| 21%~40%：中度残疾 | 患者久坐、举起重物、久站等方面会导致腰痛加重。旅行和社交生活比较困难，他们可能因此而无法工作。个人护理、性活动和睡眠不会受到严重影响，患者通常可行保守治疗 |
| 41%~60%：严重残疾 | 腰痛仍然是这一群体的主要问题，日常生活活动受到影响。这些患者需要详细的检查 |
| 61%~80%：残疾 | 腰痛影响到患者生活的方方面面。需要积极的干预治疗 |
| 81%~100% | 这些患者要么卧床不起，要么夸大了自己的症状 |

**图 12.3（续）**

## 患者特异性功能量表

这一问卷包括任意 5 项患者因疾病而难以进行的特定活动 / 工作。然后对这些活动进行从 0~10 分的评分，0 分表示"无法完成"，10 分表示"可以完成并且没有任何困难"。可在患者术前和术后分别进行比较，具有较高的特异性。患者通常需要在康复治疗师和医生的帮助下完成，大约需要 15 min 左右来完成这一问卷。多项研究表明证明，该问卷具有较高的可信度和有效度。

## 影像学结果评估

评估脊柱融合术的影像学方法包括常规 X 线检查、动力位 X 线检查、放射立体计量学分析（RSA）、计算机断层扫描（CT）和磁共振成像（MRI）。术后进行影像学评估，可以确定内固定是否发生移位、完整性如何，评估骨性融合的情况，并发症发生情况，并且可以及时了解是否有新发疾病和疾病的进展状况。目前还没有关于融合的影像学和评估的参考标准。用于脊柱术后成像的选择主要取决于手术部位、临床具体情况和内固

定类型。融合成功的定义为行手术治疗的椎体、关节突和横突之间存在骨性融合（即存在新生桥接的骨小梁）。确定这一点的金标准应该是对融合节段进行切开探查，这在实验环境下是比较容易施行的，但在临床中，除了需要翻修的病例，其实用性非常有限。因此，脊柱融合术的评估主要依赖于影像学检查。骨不连的影像学特征主要为融合端的吸收、硬化，但如方框 12.1 中所示，许多次要特征也可间接提示骨不连的发生。

融合 / 假关节的确认并不容易，常常因解剖差异、植入物的伪影、融合节段存在生理性活动，以及患者的自身特征（如肥胖、骨质疏松等）而变得不易区分。

**方框 12.1**　骨不连的影像学特征

- 金属内固定物周围的辐射透亮区域（随时间增加或持续 2 年）
- 融合器和椎体终板之间存在透亮区域
- 真空现象
- 螺钉断裂
- 融合器移动 / 下沉
- 椎间隙高度丧失
- 运动时局部畸形

## 常规 X 线检查

常规 X 线检查是评估脊柱融合与否最常用的检查方法。其优点有很多，包括检查较容易进行，成本较低，易于应用，且安全性较高。然而，常规 X 线检查在检测假关节相关的小裂隙方面的可靠性较差，而且在冠状位和矢状位的显影方面具有明显的局限性，特别是对于胸椎和腰椎。Blumenthal 和 Gill 在一项研究中比较了手术探查和常规 X 线片的结果来评价患者脊柱融合术后椎间或脊柱后外侧是否发生骨性融合，他们的研究显示两种方法之间只有 69% 的整体一致性。Kant 等发现在常规 X 线片中被判定为已经形成骨性融合的患者中有 1/4 在手术探查时发现并没有完全融合。Santos 等的研究表明常规 X 线片仅能识别 4/15 在 CT 结果中显示为骨不连的情况。

## 动力位 X 线检查

进行动力位 X 线检查可以观察到常规 X 线片上无法显示的一些问题。这可以用于检查融合节段正常运动范围内的任何运动情况。任何不符合融合节段正常运动范围的运动状态均可被认为局部存在假关节的可能。在已发生融合的节段中，由于骨组织本身的弹性，在过伸过屈位 X 线片上也可以观察到融合的节段存在一定程度的运动。因此，腰椎动力位上在出现任意超越各种运动阈值的情况时均提示局部存在假关节的形成。

美国食品和药品监督管理局（FDA）将"稳定的骨愈合"定义为在过伸过屈位 X 线片上活动度 < 5°。而 Simmons 等将其定义为活动度 < 2°。Hutter 的方法则是将过伸过屈位 X 线片结果重叠，以评价融合节段之间的运动情况。Bono 等通过利用有限元分析模型得出结论：融合类型的不同（椎间融合 / 横突间融合），会导致融合节段活动度

的巨大差异。

虽然还有许多其他学者也进行了相关方面的研究，但在融合节段生理运动阈值方面缺乏共识，这使得动力位 X 线片结果可能并不可靠。

## 计算机断层扫描（CT）

现代 CT 能够获取 0.5~1 mm 的精细切片，可通过螺旋采集，多平面重建，减少植入物的伪影等，这使得 CT 在评估脊柱融合方面具有明显的优势。它能够清楚地显示桥接骨小梁的形成，这是提示脊柱融合的关键证据。研究表明，CT 正确显示腰椎融合的准确率为 89%。在这方面，CT 明显优于 X 线片，Carreon 等的研究显示三维 CT 与单纯的正侧位 X 线片相比，提示融合成功与否的准确率要高得多。

基于 CT 观察到金属融合器与前侧或后侧骨组织存在桥接的现象评估融合情况，这一现象通常被称为"前哨征"，这一现象已被证明具有较高的观察者可信度。Santos 等的研究证明，使用 CT 检测碳纤维融合器的融合率的准确性为 89%，而 X 线片的准确性为 74%~96%。他们还提出了"锁定假关节"这一概念用来描述 CT 上观察到融合器中存在骨不连的情况。基于这一概念，Brantigan、Steffee 和 Fraser 提出了一种椎间融合的分类方法，将之命名为 Brantigan-Steffee-Fraser（BSF）。BSF-1 定义为整体结构的塌陷、椎间高度的下降、椎体滑移、螺钉断裂、融合器移位、移植骨的吸收或观察到移植骨或融合器周围透亮区域。BSF-2 定义为出现"锁定假关节"现象。BSF-3 定义为至少一半区域出现骨性融合（存在桥接的骨小梁结构），且融合区域至少达到手术时的骨密度水平。影像学结果上观察到一半以上的区域存在骨性融合，包括融合器区域，即使另一半区域存在透亮区，依然被认为形成了"坚固的融合"。CT

的主要缺点为患者会遭受很多辐射。一次腰椎 CT 检查相当于约 240 次胸部 X 线检查的辐射量，每次 CT 检查有 1/3300 的诱发癌症的风险。鉴于这种风险，应谨慎使用 CT 检查，非必要不使用。

## 磁共振成像（MRI）

由于没有电离辐射的风险，MRI 是一种不错的替代 CT 的检查方法，然而关于 MRI 用于评估脊柱融合数据有限。在一项研究中，Kröner 等通过设定特定的序列协议使用 1.0T MRI 成功评估了 49 例使用碳纤维融合器行 PLIF 治疗的患者的融合率，并指出，后路内固定金属的伪影对评估融合成功与否的影响比预期要小得多。一般来说，金属伪影的存在会使融合的评估变得较为困难，特别是在评估金属棒周围、螺钉后外侧区域的融合水平或使用了金属融合器时。有趣的是随着磁场强度的增加，金属伪影的影响也会增加，因此低强度的 MRI 比 3.0T MRI 更适合存在金属内固定器械患者的评估。尽管 MRI 在寻找脊柱融合术后神经因素和其他持续存在或复发症状的可能原因方面更具优势，但还需要进一步的研究来确定其在评估融合方面的作用。

## 核医学

在评估困难的病例中，可以使用骨扫描，手术区域在 6~12 个月后应显示为无活动或骨扫描成像显示为冷区。一项研究表明，单光子发射 CT（SPECT）/CT 与普通二维 CT 相比具有更高的准确性，且与常规 CT 相比，SPECT/CT 在评估椎间骨不连方面的特异性也更高。

因此，即使存在内固定器械，CT 扫描（薄层 CT 扫描和多平面重建）依然是最有效评估融合状态的非侵入性方法。其他放射技术也显示出其自身的优点和实用性，例如放射性同位素扫描在检测假关节方面具有较高的敏感性，并且可以与 CT 联合使用以提高检查的准确性。

## 不同腰椎间融合术的融合率

腰椎间融合术的融合率因技术 / 手术入路的不同而不同。然而，对 LIF 的研究表明，没有确切的证据表明哪一种手术方式明显优于其他手术方式。Christensen 等研究中，PLF 组融合率为 80%，PLIF 和 ALIF 组的融合率分别为 92% 和 82%。Kim 等比较了 3 种后路融合术（PLF、PLIF 和后路环状融合术）的临床结果，在末次随访时均表现出较高的融合率，PLF 组为 92%，PLIF 组为 95%，后路环状融合术组为 93%。他们的结果显示，3 组融合率之间没有显著差异。Inamdar 等认为 PLF 优于 PLIF，尽管在他们的研究中两组融合率均为 100%，但 PLF 操作更为简单，并发症发生率更低。在 Hallett 等的报道中，35 例 PLF 在超过 90% 的患者中形成了坚固的融合，而 TLIF 的融合率较差。在功能结果方面，两组之间没有显著差异。然而，Yan 等和 Zhuo 等的研究中，PLF 和 TLIF 的影像学融合率均为 100%。Audat 等和 Sakeb 等的报道中 PLIF 和 TLIF 的放射学融合率同样无显著差异。

Lee 等的一篇综述中显示，ALIF 联合后路椎弓根钉内固定和环状融合与 PLIF 联合环状融合在融合率方面没有差异，但他们同时指出，由于数据稀缺、试验的异质性，以及一些方法学上的缺陷，暂不能得出确定性结论。

Mummaneni 等在一项关于椎间融合技术的 Meta 分析中发现，没有确切的证据支持哪项技术表现出更好的临床或影像学结果，因此他们得出结论，虽然已经进行了大量的脊柱融合术的研究，但其结果并不一致，很难确定哪种方法能够获得更好的融合率或临床结果。

## 假关节的临床诊断

影像学提示手术节段的稳定融合，是腰椎融合术治疗腰椎退行性疾病的主要目标。理论上来讲，与假关节相比，实现坚固融合的患者有望获得更好的临床结果。然而，许多研究显示临床结果和影像学结果有时并不一致，许多在影像学评估中获得坚固融合的患者可能并不能获得满意的临床结果，反之亦然。

满意的临床结果通常包括其他因素，如疼痛缓解、功能改善和患者满意度，因此，患者人群的选择和临床结果评估，如视觉模拟评分（VAS）、ODI、JOA、SF-36 评分，在决定满意的临床结果方面可能比影像学结果更重要。影像学评估能够证明实现了坚固融合或假关节的形成，因此对于术后症状持续存在或复发的患者，放射学评估更为重要。对于这些有明显假关节形成的患者，应该及时考虑翻修手术，但很少对无症状的假关节形成的患者进行翻修手术。

## 结论

LIF 的主要目标是在手术区域实现坚固的融合。评估腰椎融合术后的功能是比较手术治疗效果的必要手段。在评估这些患者的功能时，应使用可信度更高、有效度更好、敏感性更高的指标，如 ODI。SF-36 和 SF-12 已成为一般 HRQL 的主要衡量标准。

单独使用 CT 检查或联合 SPECT 在评估融合率方面有更高的敏感性。然而，常规 X 线检查、动力位 X 线检查和 MRI 都在术后不同阶段融合率的评估方面发挥着不同的作用。有时，甚至需要将这些方法结合起来。虽然还没有明确的因果关系，但有适度的证据表明达到坚固的影像学融合与改善患者的临床结果之间存在正相关性。因此，建议对退行性脊柱疾病患者行腰椎内固定术治疗时，应试行更多的方法增加影像学融合潜力。

## 参考文献

[1] Ghogawala Z, Resnick DK, Watters WC III, et al. Guideline update for the performance of fusion procedures for degenerative disease of the lumbar spine. Part 2: assessment of functional outcome following lumbar fusion. J Neurosurg Spine 2014;21(1):7–13.

[2] Fairbank JC, Couper J, Davies JB, O'Brien JP. The Oswestry low back pain disability questionnaire. Physiotherapy 1980;66(8):271–273.

[3] Gatchel RJ, Polatin PB, Mayer TG, Robinson R, Dersh J. Use of the SF-36 Health Status Survey with a chronically disabled back pain syndrome: strengths and limitations. J Occup Rehabil 1998; 8:237–246.

[4] Resnik L, Dobrzykowski E. Guide to outcomes measurement for patients with low back pain syndromes. J Orthop Sports Phys Ther 2003;33(6): 307–316, discussion 317–318.

[5] Taylor SJ, Taylor AE, Foy MA, Fogg AJ. Responsiveness of common outcome measures for patients with low back pain. Spine 1999; 24(17):1805–1812.

[6] Ware JE Jr, Snow KK, Kosinski M, Gandek B. SF-36 Health Survey: Manual and Interpretation Guide. Boston, MA: Health Insititute, New England Medical Center; 1993.

[7] Ware J Jr, Kosinski M, Keller SDA. A 12-Item Short-Form Health Survey: construction of scales and preliminary tests of reliability and validity. Med Care 1996;34(3):220–233.

[8] Riddle DL, Lee KT, Stratford PW. Use of SF-36 and SF-12 health status measures: a quantitative comparison for groups versus individual patients. Med Care 2001;39(8):867–878.

[9] Stratford PW, Binkley JM. Applying the results of self-report measures to individual patients: an example using the Roland-Morris Questionnaire. J Orthop Sports Phys Ther 1999;29(4):232–239.

[10] Stratford PW, Binkley J, Solomon P, Finch E, Gill C, Moreland J. Defining the minimum level of detectable change for the Roland-Morris Questionnaire. Phys Ther 1996;76(4):359–365, discussion 366–368.

[11] Beurskens AJ, de Vet HC, Köke AJ. Responsiveness of functional status in low back pain: a comparison of different

instruments. Pain 1996;65(1):71–76.

[12] Leclaire R, Blier F, Fortin L, Proulx R. A crosssectional study comparing the Oswestry and Roland-Morris Functional Disability scales in two populations of patients with low back pain of different levels of severity. Spine 1997;22(1): 68–71.

[13] Fairbank JC, Pynsent PB. The Oswestry Disability Index. Spine 2000;25(22):2940–2952, discussion 2952.

[14] Beurskens AJ, de Vet HC, Köke AJ, et al. A patientspecific approach for measuring functional status in low back pain. J Manipulative Physiol Ther 1999;22(3):144–148.

[15] Stratford P, Gill C, Westaway MD. Assessing disability and change on individual patients: a report of a patient specific measure. Physiother Can 1995;47:258–263.

[16] Cook SD, Patron LP, Christakis PM, Bailey KJ, Banta C, Glazer PA. Comparison of methods for determining the presence and extent of anterior lumbar interbody fusion. Spine 2004;29(10): 1118–1123.

[17] Blumenthal SL, Gill K. Can lumbar spine radiographs accurately determine fusion in postoperative patients? Correlation of routine radiographs with a second surgical look at lumbar fusions. Spine 1993;18(9):1186–1189.

[18] Kant AP, Daum WJ, Dean SM, Uchida T. Evaluation of lumbar spine fusion. Plain radiographs versus direct surgical exploration and observation. Spine 1995;20(21):2313–2317.

[19] Santos ER, Goss DG, Morcom RK, Fraser RD. Radiologic assessment of interbody fusion using carbon fiber cages. Spine 2003;28(10):997–1001.

[20] Simmons JW, Andersson GB, Russell GS, Hadjipavlou AG. A prospective study of 342 patients using transpedicular fixation instrumentation for lumbosacral spine arthrodesis. J Spinal Disord 1998;11(5):367–374.

[21] Hutter CG. Posterior intervertebral body fusion. A 25-year study. Clin Orthop Relat Res 1983;(179): 86–96.

[22] Bono CM, Khandha A, Vadapalli S, Holekamp S, Goel VK, Garfin SR. Residual sagittal motion after lumbar fusion: a finite element analysis with implications on radiographic flexion-extension criteria. Spine 2007;32(4):417–422.

[23] Kataoka ML, Hochman MG, Rodriguez EK, Lin PJ, Kubo S, Raptopolous VD; EK. A review of factors that affect artifact from metallic hardware on multi-row detector computed tomography. Curr Probl Diagn Radiol 2010;39(4):125–136.

[24] Carreon LY, Djurasovic M, Glassman SD, Sailer P. Diagnostic accuracy and reliability of fine-cut CT scans with reconstructions to determine the status of an instrumented posterolateral fusion with surgical exploration as reference standard. Spine 2007;32(8):892–895.

[25] Carreon LY, Glassman SD, Djurasovic M. Reliability and agreement between fine-cut CT scans and plain radiography in the evaluation of posterolateral fusions.

Spine J 2007;7(1):39–43.

[26] Carreon LY, Glassman SD, Schwender JD, Subach BR, Gornet MF, Ohno S. Reliability and accuracy of fine-cut computed tomography scans to determine the status of anterior interbody fusions with metallic cages. Spine J 2008;8(6):998–1002.

[27] McAfee PC, Boden SD, Brantigan JW, et al. Symposium: a critical discrepancy—a criteria of successful arthrodesis following interbody spinal fusions. Spine 2001;26(3):320–334.

[28] Fogel GR, Toohey JS, Neidre A, Brantigan JW. Fusion assessment of posterior lumbar interbody fusion using radiolucent cages: X-ray films and helical computed tomography scans compared with surgical exploration of fusion. Spine J 2008; 8(4):570–577.

[29] Biswas D, Bible JE, Bohan M, Simpson AK, Whang PG, Grauer JN. Radiation exposure from musculoskeletal computerized tomographic scans. J Bone Joint Surg Am 2009;91(8):1882–1889.

[30] Kröner AH, Eyb R, Lange A, Lomoschitz K, Mahdi T, Engel A. Magnetic resonance imaging evaluation of posterior lumbar interbody fusion. Spine 2006; 31(12):1365–1371.

[31] Rager O, Schaller K, Payer M, Tchernin D, Ratib O, Tessitore E. SPECT/CT in differentiation of pseudarthrosis from other causes of back pain in lumbar spinal fusion: report on 10 consecutive cases. Clin Nucl Med 2012;37(4):339–343.

[32] Christensen FB, Hansen ES, Eiskjaer SP, et al. Circumferential lumbar spinal fusion with Brantigan cage versus posterolateral fusion with titanium Cotrel-Dubousset instrumentation: a prospective, randomized clinical study of 146 patients. Spine 2002;27(23):2674–2683.

[33] Kim KT, Lee SH, Lee YH, Bae SC, Suk KS. Clinical outcomes of 3 fusion methods through the posterior approach in the lumbar spine. Spine 2006;31(12):1351–1357, discussion 1358.

[34] Inamdar DN, Alagappan M, Shyam L, Devadoss S, Devadoss A. Posterior lumbar interbody fusion versus intertransverse fusion in the treatment of lumbar spondylolisthesis. J Orthop Surg (Hong Kong) 2006;14(1):21–26.

[35] Hallett A, Huntley JS, Gibson JN. Foraminal stenosis and single-level degenerative disc disease: a randomized controlled trial comparing decompression with decompression and instrumented fusion. Spine 2007;32(13):1375–1380.

[36] Yan DL, Li J, Gao LB, Soo CL. Comparative study on two different methods of lumbar interbody fusion with pedicle screw fixation for the treatment of spondylolisthesis. Zhonghua Wai Ke Za Zhi 2008;46(7):497–500.

[37] Zhuo X, Hu J, Li B, Sun H, Chen Y, Hu Z. Comparative study of treating recurrent lumbar disc protrusion by three

different surgical procedures. Zhongguo Xiu Fu Chong Jian Wai Ke Za Zhi 2009;23(12):1422–1426.

[38] Audat Z, Moutasem O, Yousef K, Mohammad B. Comparison of clinical and radiological results of posterolateral fusion, posterior lumbar interbody fusion and transforaminal lumbar interbody fusion techniques in the treatment of degenerative lumbar spine. Singapore Med J 2012; 53(3):183–187.

[39] Sakeb N, Ahsan K. Comparison of the early results of transforaminal lumbar interbody fusion and posterior lumbar interbody fusion in symptomatic lumbar instability. Indian J Orthop 2013; 47:255–263.

[40] Lee CS, Hwang CJ, Lee DH, Kim YT, Lee HS. Fusion rates of instrumented lumbar spinal arthrodesis according to surgical approach: a systematic review of randomized trials. Clin Orthop Surg 2011;3:39–47.

[41] Mummaneni PV, Dhall SS, Eck JC, et al. Guideline update for the performance of fusion procedures for degenerative disease of the lumbar spine. Part 11: interbody techniques for lumbar fusion. J Neurosurg Spine 2014;21(1):67–74.

[42] Tuli SK, Chen P, Eichler ME, Woodard EJ. Reliability of radiologic assessment of fusion: cervical fibular allograft model. Spine 2004;29(8):856–860.

# 第 13 章
# 腰椎间融合术的文献荟萃

*Arvind Bhave, Veeramani Preethish-Kumar*

苏　锴 / 译　姜文涛 / 审校

## 引言

腰椎间融合术（Lumbar Interbody Fusion，LIF）是治疗多种原因引起的腰椎疾病的有效方法。退变是影响椎间盘和关节突关节的最常见的病理改变，并可能导致滑脱，进而引起疼痛，影响患者的生活质量。对保守治疗无效的患者需行 LIF 等外科干预。前路腰椎间融合术（ALIF）、侧方腰椎间融合术（XLIF/LLIF）、经椎间孔腰椎间融合术（TLIF）、后路腰椎间融合术（PLIF）等多种融合方法都是基于到达脊柱的不同入路而命名的。有关 LIF 的最早记录可以追溯到 1891 年，Berthold Hadra 实施了首例脊柱融合内固定术。之后，1944 年 Austin，TX. 推广了 PLIF，1982 年 Jorgen Harms 开创了 TLIF。近年来，随着每年大量研究的开展和 LIF 技术得到了长足的发展，关于合适融合方法的相关证据也越来越多。遗憾的是，当将累积的证据合并在一起时，仍不能确定哪种方法最优。

多个 Meta 分析研究比较了不同的 LIF 方法。例如，在退变性腰椎疾病患者中，有研究比较了开放 TLIF 与微创 TLIF、ALIF 与 TLIF、ALIF 结合后路椎弓根螺钉内固定术（PPF）与单纯后路手术等。这些研究中使用的搜索数据库主要包括 Cochrane 图书馆数据库（包括 Cochrane 临床对照试验注册中心）、PubMed（包括 MEDLINE）以及其他各种数据库。"证据等级"是实践循证医学的一个重要组成部分（表 13.1）。

理解这种层级性，以及出版物为何分配等级，有助于读者对获得的信息进行优先排序。这并不意味着 4 级证据应当被忽视，也不意味着所有 1 级证据都应当被接受为事实。这些证据是很好的指导工具，本章所涉及的系统评价/Meta 分析，都包含 1~4 级的证据，然而，在解释这些结果时要谨慎。一般而言，LIF 研究分析的主要指标包括融合率、术中出血量、住院时间、手术时间、并发症发生率、透视时间、视觉模拟评分（VAS）、数字评分量表（NRS）、术后并发症发生率、36 项健康调查简表（SF-36）、日本骨科协会（JOA）腰痛评分、Oswestry 功能障碍指数（ODI）。本章的主要内容是汇编当前的文献证据，以便为各种不同的疾病选择理想的 LIF 方法，并确定哪一种方法最优。

**表 13.1** 治疗性研究的证据等级

| 等级 | 证据类型 |
| --- | --- |
| 1A | 随机对照试验的系统评价（同质性） |
| 1B | 独立的随机对照试验（窄置信区间） |
| 1C | 全或无研究 |
| 2A | 队列研究的系统评价（同质性） |
| 2B | 独立的队列研究（包括低质量随机对照研究，例如随访＜80%） |
| 2C | "结果"研究；生态学研究 |
| 3A | 病例对照研究的系统评价（同质性） |
| 3B | 独立的病例对照研究 |
| 4 | 病例队列（和低质量队列）和病例对照研究 |
| 5 | 没有明确批判性评价的专家意见或基于生理学的实验研究或"第一原则" |

## 腰椎间融合术的适应证：前路/后路/侧方

在过去的数十年里，新器械和内固定物的出现，结合最新的技术发展，扩大了"LIF 适应证"的范围。

目前 LIF 的适应证如方框 13.1 所述。

**方框 13.1**　腰椎间融合术的适应证

- 腰椎滑脱（Ⅰ度或Ⅱ度）
- 退行性椎间盘疾病（DDD）引起椎间盘源性腰痛（伴或不伴神经根病）
- 复发性腰椎间盘突出引起明显的机械性腰痛
- 椎间盘切除术后塌陷伴椎间孔狭窄和继发性神经根病
- 巨大复发或复发＞3 次的腰椎间盘突出症，伴或不伴疼痛
- 假关节形成
- 椎板切除术后后凸
- 腰椎冠状面和（或）矢状面畸形

## 目前支持融合优于单纯减压的证据

最近的研究是在 1996 年，Koenig S 等进行了一项证据等级为 1~4 级的 Meta 分析，他们对比了退变性腰椎滑脱（DS）单纯减压与减压加融合的疗效。符合纳入标准的病例数：单纯减压组 12 例（591 例），融合组 13 例（465 例），两组的疼痛（下腰部和下肢）均显著降低，SF-36 评分（生理、心理成分）均显示出良好的临床疗效。单纯减压组中，SF-36 评分由 29.7 分和 35.5 分（生理和心理）分别提高到 41.2 分和 48.5 分。融合组中，SF-36 评分由 28.4 分和 39.3 分分别提高到 41.5 分和 48.3 分。单纯减压组的并发症发生率为 5.8%（95% CI，1.7~2.1），融合组并发症发生率为 8.3%（95% CI，5.5~11.6）。单纯减压组的再手术率（8.5%）高于融合组（4.9%）。减压组中大多数是年龄较大的患者，下肢疼痛的比例较高，如果是年轻患者，则进行额外的融合。最近，Chan AK 等比较了 MIS-TLIF 和单纯微创减压治疗腰椎滑脱术后 24 个月的临床疗效，在 608 例患者中，与单纯微创减压相比，MIS-TLIF 具有更低的再手术率，在残疾、腰痛和患者满意度方面具有更好的疗效。

这些研究清楚地表明，与单纯减压相比，椎间融合优势显著，主要是由于更好的术后疗效，特别是相比于 MIS 技术。

## 前路和侧方手术优势的证据

目前应用最广泛的 3 种前路 / 侧方 LIF 手术包括 ALIF、经腰大肌 LLIF 和斜侧方腰椎间融合术（OLIF）。任何前路手术的主要手术目的都是在手术暴露范围内，置入尽可能大的椎间移植物，以提高融合率、增加节段性的腰椎前凸，并进行间接神经减压。间接神经减压是通过以下几个途径实现的：扩大骨性神经根孔、牵张狭窄的中央管韧带、分散固定椎体的负荷，以及提供矢状面平衡矫正。ALIF 能有效且直接地重建前柱，当单独实施或联合后路经皮内固定时，它还避免了椎旁肌肉的损伤和失神经化。

Cho 等进行了一项 Meta 分析，内容是 2010—2019 年发表的 ALIF/LLIF 结合 PPF 与 TLIF/PLIF 治疗腰椎滑脱的对比研究，评价指标包括腰椎前凸角（Lumbar Lordosis，LL）、节段性前凸角（Segmental Lordosis，SL）、滑移率、椎间隙高度（Disc Height，DH）、VAS 评分和 ODI 等（表 13.2）。尽管两组术后疗效相当，但在恢复 LL、SL 和 DH 方面，前路手术优于后路手术。Teng 等的另一项 Meta 分析比较了 4 种不同手术入路（ALIF、LLIF、PLIF、TLIF），发现无论何种手术入路，融合率、并发症的发生率都是相似的，然而，ALIF 有更好的影像学结果和更好的术后 DH 和 SL 的恢复。Keorochana 等系统比较了 MIS-TLIF 与 MIS-LLIF 治疗退变性腰椎疾病的临床疗效，以 ODI、VAS 和术后并发症作为评价指标。共纳入 9506 例患者（MIS-TLIF 5728 例，MIS-LLIF 3778 例），他们发现这两种手术的融合率无显著差异。

因此，总体上来讲前路 LIF 手术与后路 LIF 手

**表 13.2** 前路 / 侧方腰椎间融合术与其他手术入路比较的 Meta 分析和系统评价汇总

| 对比 | 作者 | 纳入时间 | 研究数目 | 评价指标 | 结果 |
|---|---|---|---|---|---|
| 单纯减压 vs 融合 | Koenig 等 | 21 年 | 25 | 出血量、VAS、ODI、SF-36、JOA 评分、NRS | 两组 VAS 和 SF-36（生理、心理评价）均有改善。单纯减压组再手术率（8.5%）高于融合组（4.9%） |
| ALIF/LLIF 结合 PPF vs TLIF/PLIF | Cho 等 | 10 年 | 8 | LL、SL、滑移率、DH、VAS、ODI、融合率 | 两组术后疗效相当，前路手术可以更好地恢复 LL、SL 和 DH |
| ALIF vs PLIF vs TLIF vs LLIF | Teng 等 | 创刊年至 2015 年 | 40 | LL、SL、DH、VAS、ODI、手术疗效、融合率、并发症 | 所有手术都有相似的融合率和并发症发生率。ALIF 具有更好的影像学结果，DH 和 SL 的恢复更好 |
| MIS-TLIF vs MIS-LLIF | Keorochana 等 | 创刊年至 2016 年 | 58 | VAS、ODI、手术疗效、融合率 | 两种手术的融合率及术后疗效无显著差异 |

缩写：ALIF，前路腰椎间融合术；DH，椎间隙高度；JOA，日本骨科学会；LL，腰椎前凸；LLIF，侧方腰椎间融合术；NRS，数字评分量表；ODI，Oswestry 功能障碍指数；PLIF，后路腰椎间融合术；PPF，后路椎弓根螺钉内固定；SF-36，36 项健康调查简表；SL，节段性前凸角；TLIF，经椎间孔腰椎间融合术；VAS，视觉模拟评分

术的融合率相当，并且前路 LIF 手术可以更好地恢复腰椎的正常解剖结构。由于 ALIF 保留了后方韧带和软组织，因此邻近节段退变（ASD）的可能性也就减小了，然而文献中对这一观点仍有争议。ALIF 也有其自身的缺点，例如髂血管在 L4~L5 水平的收缩可能导致血管损伤或血栓形成，发生率为 0~18.2%。处理腹下丛时可能造成交感神经损伤引起男性逆行性射精（RE），有些报道认为风险低至不到 1%，而另一些报道则高达 45%。Sasso 等的一项前瞻性研究发现，经腹的 ALIF 发生 RE 的概率是经腹膜后入路的 10 倍。应尽量减少单极电刀的使用，优先考虑双极电凝。此外，ALIF 还可能导致腹外疝，联合后路固定时需要额外的手术和花费。LLIF 的并发症包括尿潴留、胫前肌无力和短暂的感觉障碍。现有的文献表明，30%~40% 的患者术后可能出现短暂的神经损害，主要表现在下肢近端，但 4%~5% 的患者可能会出现永久性损害。与 ALIF 相比，LLIF 血管损伤的发生率同样

较少，但内脏损伤、气胸和膈肌损伤时有报道。

## 后路 LIF 手术的证据与对比

后路 LIF 手术主要包括 PLIF 和 TLIF 手术。PLIF 和 TLIF 为各种腰椎疾病提供了良好的疗效。然而，TLIF 因具有融合率高、并发症少、术后疗效相当等优点而取代了 PLIF。2003 年，Foley 等证明了 MIS-TLIF 比传统开放 TLIF 围手术期并发症更少。Fujimori 等前瞻性地比较了 TLIF（24 例）与 PLIF（32 例）治疗腰椎滑脱的临床和影像学结果，他们发现 TLIF 组的融合率（96%）高于 PLIF 组（84%），且 TLIF 组 DH 恢复更好，但两组 ODI 改善和 LL 相似。

PLIF 和 TLIF 与其他侧 / 前路手术的比较，以及 MIS-TLIF 与开放 TLIF 的比较，有多项 Meta 分析可供参考（表 13.3）。de Kunder 等做了一项

**表 13.3**　关于后路腰椎间融合术术式比较的 Meta 分析和系统评价的汇总

| 对比 | 作者 | 纳入时间 | 研究数目 | 评价指标 | 结果 |
|---|---|---|---|---|---|
| PLIF vs TLIF | Zhang 等 | 创刊年至 2013 年 | 7 | 手术疗效、融合率、出血量、并发症 | PLIF 具有更高的并发症发生率。两组在临床满意度、术中出血量、神经根损伤、移植物移位、感染、植骨融合等方面无显著差异 |
| PLIF vs TLIF | de Kunder 等 | 创刊年至 2016 年 | 192 | VAS、ODI、并发症、手术疗效 | TLIF 并发症发生率、术中出血量和手术时间更少。两组临床疗效相当 |
| 开放 TLIF vs MIS-TLIF | Xie 等 | 创刊年至 2015 年 | 24 | VAS、ODI、手术疗效、融合率、术中出血量、并发症 | MIS-TLIF 在 VAS、ODI、术中出血量方面均有显著降低，且下床活动早、住院时间短。两组在融合率、并发症发生率、手术时间、再手术率方面无显著差异 |
| 开放 TLIF vs MIS-TLIF | Li 等 | 创刊年至 2018 年 | 7 | VAS、ODI、手术疗效 | MIS-TLIF 术中出血量更少。两组在住院时间、术后 VAS、ODI 方面无显著差异 |
| 开放 TLIF vs MIS-TLIF | Qin 等 | 2010—2018 年 | 6 | VAS、ODI、手术疗效、融合率、并发症、住院时间、再手术 | MIS-TLIF 具有组织创伤小、恢复快、远期功能恢复好等优点，是一种安全有效的手术方式 |
| 肥胖患者中开放 TLIF vs MIS-TLIF | Xie 等 | 创刊年至 2017 年 | 7 | VAS、ODI、手术疗效、并发症、住院时间 | MIS-TLIF 优于开放 TLIF |
| PLIF（开放与 MIS）vs TLIF（开放与 MIS）vs ALIF 治疗 DDD | Lin EY | 创刊年至 2018 年 | 8 | VAS、ODI、手术疗效 | MIS-PLIF 的疼痛评分低于开放 TLIF/PLIF，在 ODI 方面优于开放 TLIF/ 开放 PLIF/ALIF |

缩写：ALIF，前路腰椎间融合术；DDD，退行性椎间盘疾病；DH，椎间隙高度；JOA，日本骨科学会；LL，腰椎前凸角；MIS，微创手术；NRS，数字评分量表；ODI，Oswestry 功能障碍指数；PLIF，后路腰椎间融合术；SF-36，36 项健康调查简表；SL，节段性前凸角；TLIF，经椎间孔腰椎间融合术；VAS，视觉模拟评分

Meta 分析，比较了 TLIF 和 PLIF 在降低腰椎滑脱患者致残率和术中、术后并发症发生率方面的有效性。他们发现 TLIF 在并发症发生率、术中出血量、手术时间方面更优，虽然 TLIF 术后 ODI 评分略低，但两者临床疗效相当。Zhang 等的另一项研究比较了 PLIF 和 TLIF 的围手术期结果和并发症，为选择更好的融合方式提供了参考。他们发现 PLIF 具有较高的并发症发生率，TLIF 降低了硬脊膜切开率。但两组患者在临床满意度、术中出血量、神经根损伤、移植物移位、感染、影像学融合率等方面无统计学差异。然而，PLIF 有其自身的局限性，因为在置入融合器或移植物时需要牵拉神经组织，而增加硬膜外出血的风险。为了克服这一问题，TLIF 应运而生，其围手术期并发

症少、出血少。此外，TLIF 在 L3 水平以上也可以安全实施。Lee 等研究认为，在后路腰椎融合术术后 10 年，10% 的患者会因邻近节段退变而再次手术，PLIF 的邻近节段退变发生率较高，年龄 > 60 岁是其独立危险因素。

## MIS-TLIF 与开放 TLIF 以及其他 LIF 的比较

Xie 等对 MIS-TLIF 与开放 TLIF 的前瞻性和回顾性对比研究进行了 Meta 分析。他们发现，与开放 TLIF 相比，MIS-TLIF 能够显著降低 VAS 评分、ODI 和出血量，并且可使患者早期下床活动和缩短住院时间。但在融合率、并发症发生率、手术时间、再手术率等方面，两者无显著差异。Qin 等通过系统评价和 Meta 分析比较了 MIS-TLIF 与开放 TLIF 治疗单节段腰椎滑脱的临床疗效和安全性，他们发现 MIS-TLIF 是一种更有效、更安全的手术方式，具有组织创伤小、术后恢复快、远期效果好等优点。一项对 7 个随机对照试验的 Meta 分析也得出了类似的结论，证明了 MIS-TLIF 比开

放 TLIF 出血量更少。然而，在他们的研究中，两者在住院时间、术后 VAS 和 ODI 等方面并没有显著差异。即使是肥胖患者，MIS-TLIF 也要优于开放 TLIF。对于退行性椎间盘疾病（DDD）何种 LIF 术式最为理想，一项关于比较 PLIF（开放和微创）、TLIF（开放和微创）和 ALIF 的前瞻性研究的网络 Meta 分析显示，MIS-TLIF 的疼痛评分低于开放 TLIF/ 开放 PLIF，MIS-PLIF 比开放 TLIF/ 开放 PLIF/ ALIF 具有更低的 ODI 评分，他们认为 MIS-PLIF 可能是 DDD 的理想术式，而不推荐开放 TLIF。

## 基于文献证据中的病例，推荐的理想手术方法

### 病例 1

患者，女，45 岁，单侧 L5 神经根病（VAS：7/10），继发 L4~L5 滑脱，椎间盘脱出，关节突肥大，椎间隙高度尚存在。理想的手术方式是 TLIF，应根据术者的经验选择开放或微创手术（图 13.1）。然而，与开放 TLIF 相比，MIS-TLIF 具有

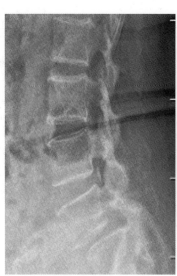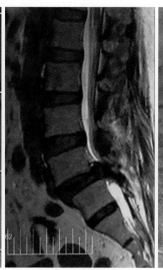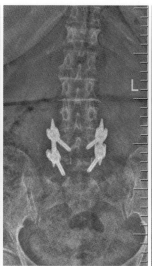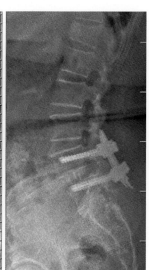

**图 13.1**　L4~L5 滑脱采用微创经椎间孔腰椎间融合术治疗

更好的术后疗效。

## 病例 2

患者，57 岁，双踝背伸无力，神经源性跛行，MRI 显示 L3~L4、L4~L5 椎管狭窄，关节突明显肥大，椎间隙高度尚存在。由于椎间隙高度仍存在，并且需要实现良好的神经管减压，因此理想的方案是两节段 TLIF/PLIF（图 13.2）。

## 病例 3

患者，女，45 岁。明显的腰背部疼痛（VAS：

4/10），L3 神经根支配区根性疼痛，MRI 显示 L3~L4 椎间盘退变伴不稳定，真空现象，椎间隙明显降低。理想术式是前路手术，例如 OLIF/ALIF，因为前路手术有助于增加椎间隙高度和间接减压椎间孔，并获得理想的融合效果（图 13.3）。

## 病例 4

患者，78 岁，腰背部疼痛（VAS：7/10），伴神经源性跛行 100 m，诊断：L2~S1 退变性腰椎侧弯伴平背畸形。理想的术式是多节段的 ALIF/OLIF+ 后路椎弓根螺钉内固定（图 13.4）。该术式不仅可以使神经减压还可以恢复脊柱的平衡。

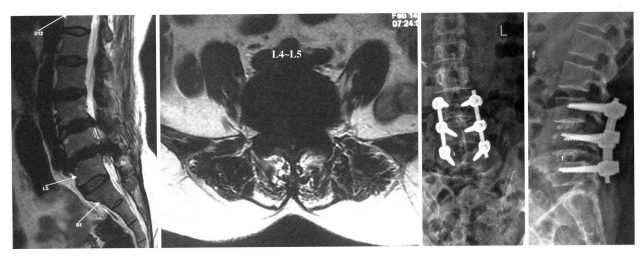

**图 13.2**　L3~L5 椎管狭窄伴神经功能障碍，采用开放后路腰椎间融合术治疗

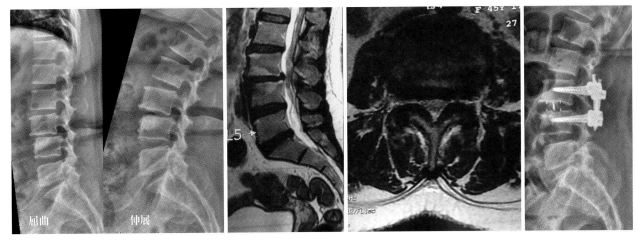

**图 13.3**　L3~L4 退行性椎间盘疾病伴神经根病，采用斜外侧腰椎间融合术治疗

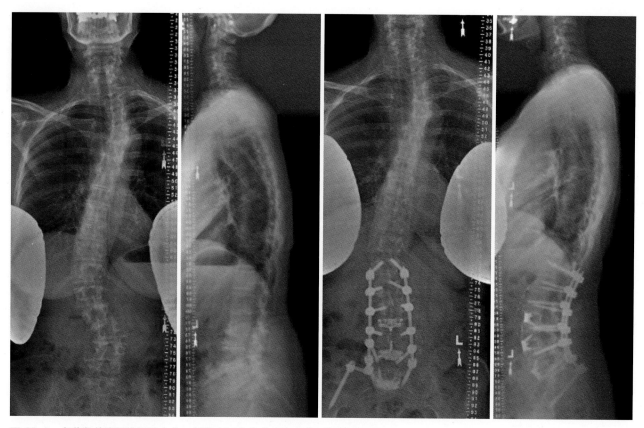

**图 13.4**   多节段前路腰椎间融合术 + 后路内固定术成功治疗成人脊柱畸形伴失衡

## 结论

　　总之，不论何种入路方式，LIF 仍然是许多脊柱疾病的有效治疗选择。在融合率和临床疗效方面，目前的文献证据无法明确何种术式优于另一种术式，这是因为很少 / 没有 1 级研究可以针对特定的疾病而提出明确的 LIF 术式。有关 LIF 的文献也缺乏不同术式之间的有力对比。总体而言，MIS–TLIF 治疗腰椎滑脱具有良好的融合率、更好的疗效、更少的出血量、更短的下床活动时间和住院时间。此外，它还具有较低的并发症发生率和再手术率。然而，微创技术费用昂贵，因此在资源有限的情况下，开放 TLIF 是一个更好的选择。ALIF 可以获得更好的术后椎间隙高度和节段性前凸；PLIF 出血量最大，在理想情况下并不具有任何优势。但不管采用何种手术方式，它们在术后疗效和并发症发生率等方面是相似的。

## 参考文献

[1] Mobbs RJ, Phan K, Malham G, Seex K, Rao PJ. Lumbar interbody fusion: techniques, indications and comparison of interbody fusion options including PLIF, TLIF, MI-TLIF, OLIF/ATP, LLIF and ALIF. J Spine Surg 2015;1(1):2–18.

[2] Hadra BE. Wiring of the spinous processes in Pott's disease. Trans Am Orthop Assoc. 1981;4:206.

[3] Harms JG, Jeszenszky D. Die posteriore, lumbale, interkorporelle Fusion in unilateraler transforaminaler Technik. Oper Orthop Traumatol 1998;10(2):90–102.

[4] de Kunder SL, Rijkers K, Caelers IJMH, de Bie RA, Koehler PJ, van Santbrink H. Lumbar interbody fusion: a historical overview and a future perspective. Spine 2018;43(16):1161–1168.

[5] Mobbs RJ, Phan K, Thayaparan GK, Rao PJ. Anterior lumbar interbody fusion as a salvage technique for pseudarthrosis following posterior lumbar fusion surgery. Global Spine J

2016;6(1):14–20.

[6] Koenig S, Jauregui JJ, Shasti M, et al. Decompression versus fusion for grade I degenerative spondylolisthesis: a meta-analysis. Global Spine J 2019;9(2):155–161.

[7] Chan AK, Bisson EF, Bydon M, et al. A comparison of minimally invasive transforaminal lumbar interbody fusion and decompression alone for degenerative lumbar spondylolisthesis. Neurosurg Focus 2019;46(5):E13.

[8] Xu DS, Walker CT, Godzik J, Turner JD, Smith W, Uribe JS. Minimally invasive anterior, lateral, and oblique lumbar interbody fusion: a literature review. Ann Transl Med 2018;6(6):104.

[9] Cho JY, Goh TS, Son SM, Kim DS, Lee JS. Comparison of anterior approach and posterior approach to instrumented interbody fusion for spondylolisthesis: a meta-analysis. World Neurosurg. 2019; pii: S1878–8750(19)31407-X.

[10] Teng I, Han J, Phan K, Mobbs R. A meta-analysis comparing ALIF, PLIF, TLIF and LLIF. J Clin Neurosci 2017;44:11–17.

[11] Keorochana G, Setrkraising K, Woratanarat P, Arirachakaran A, Kongtharvonskul J. Clinical outcomes after minimally invasive transforaminal lumbar interbody fusion and lateral lumbar interbody fusion for treatment of degenerative lumbar disease: a systematic review and metaanalysis. Neurosurg Rev 2018;41(3):755–770.

[12] Inamasu J, Guiot BH. Vascular injury and complication in neurosurgical spine surgery. Acta Neurochir (Wien) 2006;148(4):375–387.

[13] Brau SA, Delamarter RB, Schiffman ML, Williams LA, Watkins RG. Vascular injury during anterior lumbar surgery. Spine J 2004;4(4):409–412.

[14] Lindley EM, McBeth ZL, Henry SE, et al. Retrograde ejaculation after anterior lumbar spine surgery. Spine 2012;37(20):1785–1789.

[15] Sasso RC, Kenneth Burkus J, LeHuec JC. Retrograde ejaculation after anterior lumbar interbody fusion: transperitoneal versus retroperitoneal exposure. Spine 2003;28(10):1023–1026.

[16] Pichelmann MA, Dekutoski MB. Complications related to anterior and lateral lumbar surgery. Semin Spine Surg 2011;23(2):91–100.

[17] Hah R, Kang HP. Lateral and oblique lumbar interbody fusion-current concepts and a review of recent literature. Curr Rev Musculoskelet Med 2019. doi: 10.1007/s12178-019-09562-6. [Epub ahead of print].

[18] Wu RH, Fraser JF, Härtl R. Minimal access versus open transforaminal lumbar interbody fusion: meta-analysis of fusion rates. Spine 2010;35(26): 2273–2281.

[19] Foley KT, Holly LT, Schwender JD. Minimally invasive lumbar fusion. Spine 2003;28(15, Suppl):S26–S35.

[20] Fujimori T, Le H, Schairer WW, Berven SH, Qamirani E, Hu SS. Does transforaminal lumbar interbody fusion have advantages over posterolateral lumbar fusion for degenerative spondylolisthesis? Global Spine J 2015;5(2): 102–109.

[21] Zhang Q, Yuan Z, Zhou M, Liu H, Xu Y, Ren Y. A comparison of posterior lumbar interbody fusion and transforaminal lumbar interbody fusion: a literature review and meta-analysis. BMC Musculoskelet Disord 2014;15:367.

[22] Lee JC, Kim Y, Soh JW, Shin BJ. Risk factors of adjacent segment disease requiring surgery after lumbar spinal fusion: comparison of posterior lumbar interbody fusion and posterolateral fusion. Spine 2014;39(5):E339–E345.

[23] Xie L, Wu WJ, Liang Y. Comparison between minimally invasive transforaminal lumbar interbody fusion and conventional open transforaminal lumbar interbody fusion: an updated meta-analysis. Chin Med J (Engl) 2016;129(16): 1969–1986.

[24] Qin R, Liu B, Zhou P, et al. Minimally invasive versus traditional open transforaminal lumbar interbody fusion for the treatment of single-level spondylolisthesis grades 1 and 2: a systematic review and meta-analysis. World Neurosurg 2019;122:180–189.

[25] Li A, Li X, Zhong Y. Is minimally invasive superior than open transforaminal lumbar interbody fusion for single-level degenerative lumbar diseases: a meta-analysis. J Orthop Surg Res 2018;13(1):241.

[26] Xie Q, Zhang J, Lu F, Wu H, Chen Z, Jian F. Minimally invasive versus open transforaminal lumbar interbody fusion in obese patients: a meta-analysis. BMC Musculoskelet Disord 2018; 19(1):15.

[27] Lin EY, Kuo YK, Kang YN. Effects of three common lumbar interbody fusion procedures for degenerative disc disease: a network metaanalysis of prospective studies. Int J Surg 2018; 60:224–230.

# 第 14 章
## 腰椎间融合术中神经电生理监测

*Dheeraj Masapu, Veeramani Preethish-Kumar*

张　陆 / 译　姜文涛 / 审校

# 引言

在外科手术过程中存在潜在的神经损伤风险，而术中神经功能监测（IONM）可用于中枢/外周神经系统功能的持续评估。IONM 不仅可以监测到术中发生的可逆性医源性损伤，而且可以使损伤最小化，并且通过绘制手术过程中的关键波形图从而避免发生神经损伤。在腰椎间融合术（LIF）中，外科医生一直在寻找方法，以减少在脊髓、马尾神经及神经丛周围操作时潜在的损伤。虽然内置物准确性可由术中和术后影像学检查进行确认，但多数外科医生迫切需要在手术过程中得到患者神经系统功能的即时反馈。因此，术中使用多模式监测，如体感诱发电位（SSEP）、运动诱发电位（MEP）、肌电图（EMG）及诱发肌电图，能够实时准确地监测脊髓和神经根功能状态，从而能够采取措施以避免或减少术中刺激及潜在损伤。一项大型多中心研究证明，脊柱手术中一个经验丰富的神经电生理团队结合术中神经电生理监测的反馈，可使神经功能损害发生率降低至 50%。而这项技术的成功应用，则需要脊柱外科医生、专科麻醉师和神经电生理医生之间的配合。

## 术中诱发电位监测的方法

腰椎术中神经监测的现有可用方法列举见方框 14.1。

### 体感诱发电位

体感诱发电位（SSEP）是脊柱手术中使用最广泛和最常用的方法。SSEP 最初由 Nash 等在 1977 年首次提出，将末梢刺激电极放置在四肢周

---

方框 14.1　术中神经监测的方法

- 体感诱发电位
- 运动诱发电位
- 诱发肌电图监测
- 自发肌电图

围神经上，在大脑皮层感觉区相对应的头皮上记录感觉上传的信号。下肢的胫神经和上肢的正中神经是最常用的刺激部位。SSEP 可直接监测脊髓内侧丘系传导通路，但是无法监测皮质脊髓通路。因此，疑似局灶性皮质脊髓束损伤的病例如脊髓前动脉综合征等，可能导致监测结果出现假阴性，术中应格外注意。其中有意义的指标变化包括振幅下降 > 50% 或潜伏期相对于基线增加 > 10%。Nuwer 等报道了一项由脊柱侧弯研究学会成员进行的多中心研究，该研究共纳入 51 263 例病例，在这些病例中 SSEP 作为唯一的神经监测方式，研究结果表明：在诊断术后新发的运动功能障碍方面其敏感性为 92%，特异性为 98%（图 14.1）。

### 设置和标准参数

- 电流：15~35 mA。
- 正中神经正常潜伏期：20 ms（N20）。
- 胫后神经的正常潜伏期：37 ms（P37）。

### 运动诱发电位

1980 年 Merton 和 Morton 描述了经颅磁刺激大脑运动皮层，使直接监测皮质脊髓束成为可能，促进了脊柱术中经颅运动诱发电位（MEP）监测技术的发展。

经颅电刺激电极的位置通常是在大脑的运动皮层相对应的 C3 和 C4（头皮）区域，多联刺激

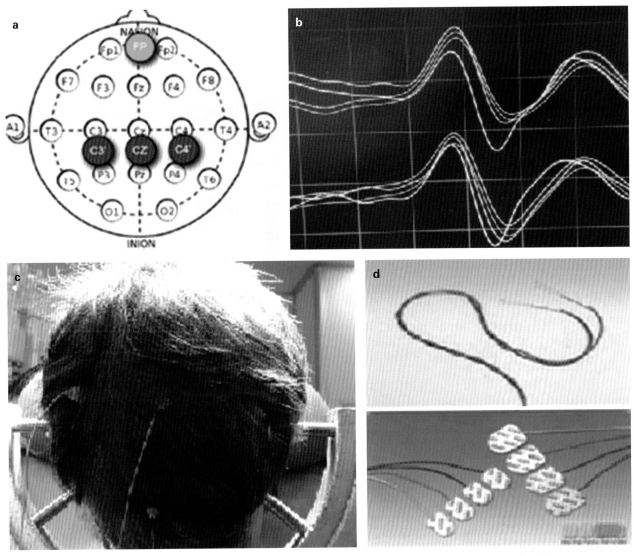

**图 14.1**　a. 在头皮上放置螺旋电极。b. 体感诱发电位波形。c. 螺旋电极。d. 用于神经刺激的针状电极和贴纸电极

可以克服麻醉药的干扰，并且通过信号在皮质脊髓束中的传导从而引起肌肉收缩，称为复合肌肉动作电位（CMAP）。

## MEP 记录的解释

目前，有 4 种方法常用于解释 MEP 反应：①全或无标准；②振幅标准；③阈值标准；④形态学标准。由于 MEP 监测中信号的固有变化，所以全或无标准是目前使用最多和最广泛的方法，基于这种方法，MEP 信号完全缺失伴随原始基线记录信号缺失，则提示有严重的不良反应发生。对全或无标准方法的改良包括测量基线 CMAP 振幅，然后比较相对变化，以确定是否出现严重不良反应。Langeloo 等在对一个队列中的 145 例患者进行 6 个不同部位的监测研究中发现，这种方案的敏感性为 100%，而在两个部位监测的敏感性仅为 88%（图 14.2）。

## 设置

· 使用电压：200~550 mV。

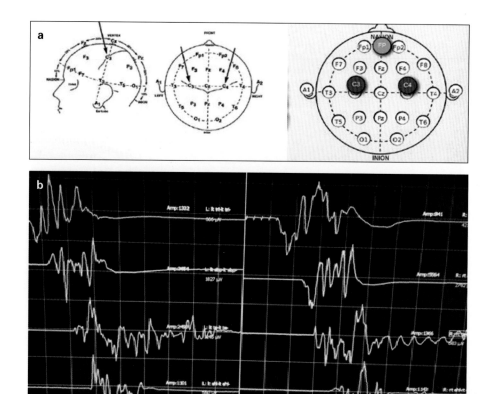

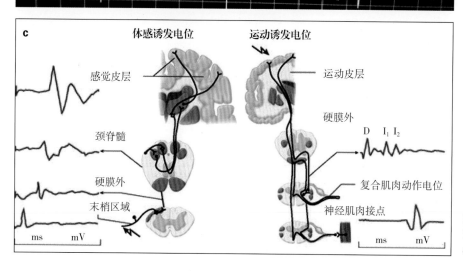

**图 14.2** a. 将头皮上电极放置位置。b. 上肢和下肢的复合运动电位。c. 体感和运动诱发电位通路

・刺激序列：4~8。

・刺激的极性：正极、负极、双极。

・刺激类型：单极刺激、双极刺激。

## 诱发肌电图

1992 年，Calancie 等在猪模型中首次使用诱发肌电图，用于评估椎弓根螺钉置入的准确性。诱发肌电图的原理是基于位置良好的椎弓根，因周围完整的骨皮质与邻近神经根存在绝缘关系，反之，当椎弓根螺钉越靠近椎弓根内壁，其与神经根的绝缘越差。因此，通过在椎弓根螺钉上面施加电流刺激，可在肌电图上生成 CAMP 的最低阈值电刺激，来评估椎弓根内侧壁有无破裂，并且在监测神经根损伤方面有显著的作用。在手术视野和解剖标志有限的情况下，诱发肌电图在脊柱

微创手术中具有特殊作用。在这种情况下，刺激椎弓根攻钉和克氏针可以用来评估螺钉的轨迹。但需要注意的是，术前已经损伤的神经根其神经传导可能受损，需要更高的刺激阈值。2007 年，Raynor 等报道了连续 4800 余例腰椎椎弓根螺钉置入的研究，通过术中诱发肌电图监测与术后 CT 扫描进行比较，作者发现当刺激阈值 > 8.0 mA 时，椎弓根螺钉安全置入的可能性为 99.5%~99.8%。基于手术节段和其对应神经根所支配区域分布，可确定监测的肌肉（表 14.1，图 14.3）。

**表 14.1**　下肢不同肌肉的神经支配情况

| 神经根 | 肌肉 | 神经 |
|---|---|---|
| L2，L3 | 髂肌 | 腰丛 |
| L3，L4 | 股外侧肌，股直肌 | 股神经 |
| L4，L5 | 胫骨前肌 | 腓深神经 |
| L5，S1 | 跗长伸肌 | 腓深神经 |
| S1，S2 | 跗长展肌 | 胫神经 |
| S2~S4 | 尿道横纹括约肌 | 阴部神经 |
| S3~S5 | 肛门外括约肌 | 阴部神经 |

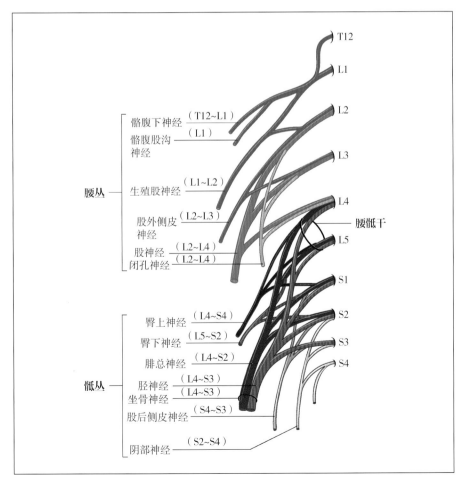

**图 14.3**　腰骶神经丛

## 设置

- 电极类型：单极刺激。
- 刺激强度：5~15 mA。

### 自发肌电图

自发肌电图是广泛应用于脊柱手术中特定神经根功能监测的一种方法。这种方法无须任何刺激，基于有损伤风险的神经根，选择其支配的肌群进行连续监测。在正常情况下，神经根是不显示肌电活动的，也就是说，记录的肌电图应该是一条"平线"或如果配备了音频反馈设备则是静音状态。由于手术过程中牵拉或热损伤引起的神经根刺激，肌电图将产生峰值或爆发性肌电活动，称为神经紧张性放电（图 14.4）。Gunnarsson 等报

道称连续监测 213 例腰骶部病变病例中，77.5% 的人至少有一次出现自发肌电活动，其敏感性为 100%，但特异性仅为 23.5%。如果过度牵拉刺激神经的相关操作持续存在，则会出现神经元募集放电，肌电图表现为频率较高或振幅较大的波形，往往提示神经损伤的可能性较大。

## 不同类型神经电生理监测技术的麻醉问题

### 运动诱发电位

监测 MEP 时应避免使用肌肉松弛剂，包括吸入性麻醉药也应避免使用，或者应使用最低肺泡有效浓度（MAC）< 0.5 的吸入性麻醉药，这样才

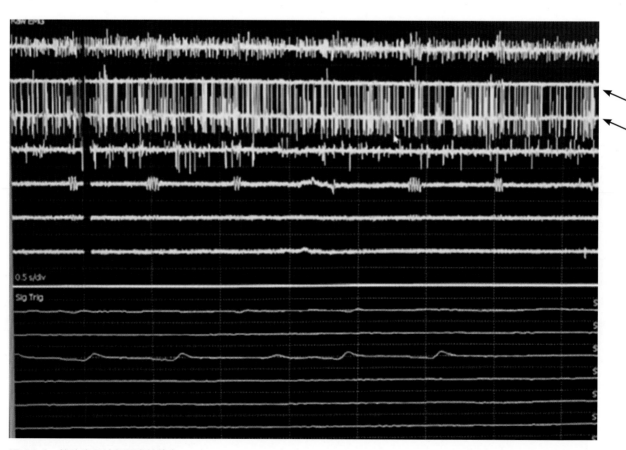

**图 14.4** 箭头表示神经紧张性放电

能使 MEP 监测更准确。丙泊酚全静脉麻醉对 MEP 波形的影响最小，并且辅以右美托咪定、芬太尼等药物将可以减少丙泊酚使用剂量。Malcharek 等对比研究发现，相较于丙泊酚，地氟醚对 MEP 波形的抑制作用更明显。Sloan 等在研究地氟醚对 MEP 波形的影响中发现，MAC 为 3% 的地氟醚可用于成年患者脊柱手术中 SSEP 联合 MEP 的监测。

### 体感诱发电位

体感诱发电位对于吸入性麻醉药如七氟醚和地氟醚敏感，表现为 SSEP 振幅降低，潜伏期延长，并且这种作用强度与 MAC 呈正相关。在 SSEP 监测时，肌肉松弛剂是可以使用的，其中丙泊酚对 SSEP 波形的影响最小。

### 肌电图（自发和诱发）

在肌电图监测过程中肌松剂是禁止使用的，因为肌松剂会干扰肌电图波形。而吸入性麻醉药和全静脉麻醉药则可用于麻醉维持期。阿片类药物对肌电图波形的影响很小或没有影响（表 14.2）。

### 多模式监测

多模式监测的概念是指利用并汇总每一个单一模态的优势，从而对脊髓背侧和腹侧功能进行更全面和准确的评估。当监测肌电图时，可以从皮层水平到肌肉水平对神经系统的整体功能进行描述。综合评估 SSEP、MEP、自发和诱发 EMG，可以更好地监测常规和复杂的脊柱手术中脊髓功能的完整性，同时在监测神经损伤的过程中最大限度地提高诊疗效果（表 14.3）。

### 不同入路腰椎间融合术的术中监测

腰椎间融合术（LIF）主要采用 5 种入路，包括后路腰椎间融合术（PLIF）、经椎间孔腰椎间融合术（TLIF）、斜外侧腰椎间融合术（OLIF）、前路腰椎间融合术（ALIF）和侧方腰椎间融合术（LLIF）。

### PLIF、TLIF 术中监测注意事项

在 PLIF 技术中，手术从后方进入椎间盘，因

**表 14.2**　麻醉对不同监测方式的影响

| 监测方式 | 吸入麻醉 | 静脉麻醉 | 肌肉松弛剂 |
| --- | --- | --- | --- |
| MEP | 避免或最小限度地使用 | 可以使用 | 避免使用 |
| SSEP | 避免或最小限度地使用 | 可以使用 | 可以使用 |
| 诱发 EMG | 可以使用 | 可以使用 | 避免使用 |
| 自发 EMG | 可以使用 | 可以使用 | 避免使用 |

缩写：EMG，肌电图；MEP，运动诱发电位；SSEP，体感诱发电位

**表 14.3**　在腰椎手术中使用多模式监测的文献回顾

| 作者 | 年份 | 病例数 | 丢失数 | sEMG | tEMG | SSEP | MEP |
|---|---|---|---|---|---|---|---|
| Darden 等 | 1996 | 132 | 3 | | 2（+）1（-） | | |
| Welch 等 | 1997 | 32 | 1 | 1（+） | 1（+） | | |
| Balzer 等 | 1998 | 44 | 2 | 2（+） | | | |
| Bose 等 | 2001 | 61 | 1 | 1（+） | | | |
| Iwasaki 等 | 2003 | 817 | 2 | | | | 2（-） |
| Macdonald 等 | 2007 | 206 | 3 | | | | 1（+）2（-） |
| Santiago Pérez 等 | 2007 | 54 | 1 | 1（-） | 1（-） | | |
| Lieberman man 等 | 2008 | 35 | 10 | 6（+）4（-） | | | 10（+） |
| Alemo 和 Sayadipour | 2010 | 86 | 3 | 3（-） | | | |
| Raynor 等 | 2013 | 12 375 | 4 | | | 4（+） | |

缩写：（+），阳性信号变化；（-），阴性信号变化；MEP，运动诱发电位；sEMG，自发肌电图；SSEP，体感诱发电位；tEMG，诱发肌电图

此在手术过程中有损伤神经根的可能性。因为存在损伤马尾神经和神经根的可能性，所以运动诱发电位在手术中非常有用。在 TLIF 中，单侧入路，使用诱发电位或自发肌电图监测（出口根/走行根）神经根是主要的监测方式。在后路手术中，通过去除硬膜外脂肪和黄韧带来显露并保护神经根以获得清晰的手术视野。监测出口根可以避免在显露过程中损伤神经，并预防术后神经硬膜外纤维化（图 14.5）。在 2004 年的一项研究中，Gunnarsson 等分析了在任何胸腰椎术中使用多模式监测，发现术后新发运动障碍的敏感性和特异性，结果发现 sEMG 的敏感性为 100%，特异性为 23.7%。SSEP 的敏感性为 28.6%，特异性为 94.7%。

## OLIF、LLIF 术中监测注意事项

OLIF 通过椎前血管鞘与腰肌前缘的间隙进入目标椎间盘。与 LLIF 不同，OLIF 可减少腰肌中腰丛神经损伤相关的并发症。由于 OLIF 术中对腰肌和腰丛神经的操作较少，故术中监测不像直接侧方腰椎间融合术（DLIF）那样必要。而 DLIF 术中对腰丛神经的神经电生理监测是必需的。Silvestre 等对 179 例 OLIF 患者的研究发现术后与腰丛神经损伤或腰肌无力相关的并发症的发生率仅为 3.9%。Lee 等在另一项研究中评估了 IONM 在 OLIF 中的应用，结果显示 IONM 组和非 IONM 组的术后结果没有差异。

诱发肌电图是腰丛神经的主要监测方式，但电极针需要放置在腰肌附近腰丛神经所支配的肌肉中（表 14.4，图 14.6）。

## ALIF 术中监测注意事项

ALIF 是一种常见的手术方式，术中有几种潜在腰椎神经根损伤机制。例如，在内置物置入过程中对神经根产生直接损伤。此外，严重的硬膜外血肿引起的压力可导致神经功能损伤。此外，

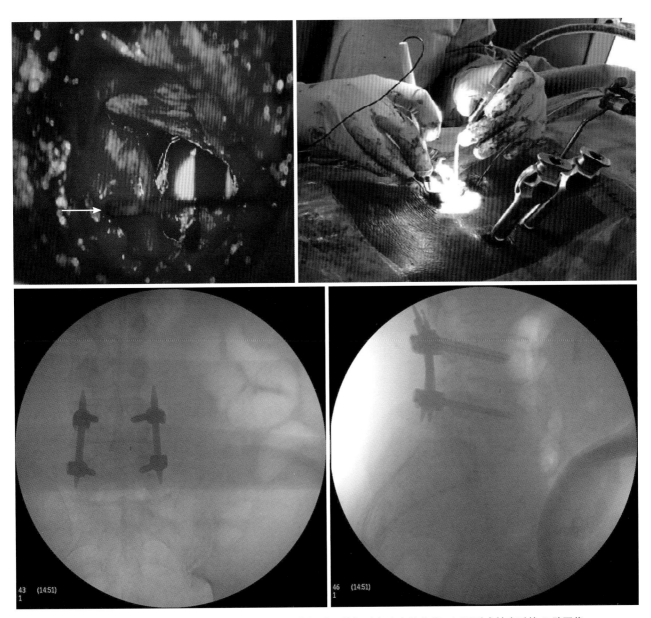

**图 14.5**　箭头所指为出口根上的刺激器，刺激器在微创经椎间孔腰椎间融合术中的应用，以及手术结束后的 C 臂图像

**表 14.4**　肌电图监测用针的位置

| 神经 / 肌肉 | 肌电图监测用针的位置 |
| --- | --- |
| 股直肌和（或）股内侧肌（股神经） | 髌上缘 3~4 cm |
| 股薄肌（闭孔神经） | 耻骨联合以下 3~4 cm |
| 股外侧皮神经 | 紧靠髂前上棘的下方 |
| 股生殖神经 | 提睾肌（男性）或大阴唇或股三角（女性） |
| 腹外斜肌（髂腹股沟神经） | 半月线旁 |
| 胫骨肌（腰骶干） | 小腿外侧 |

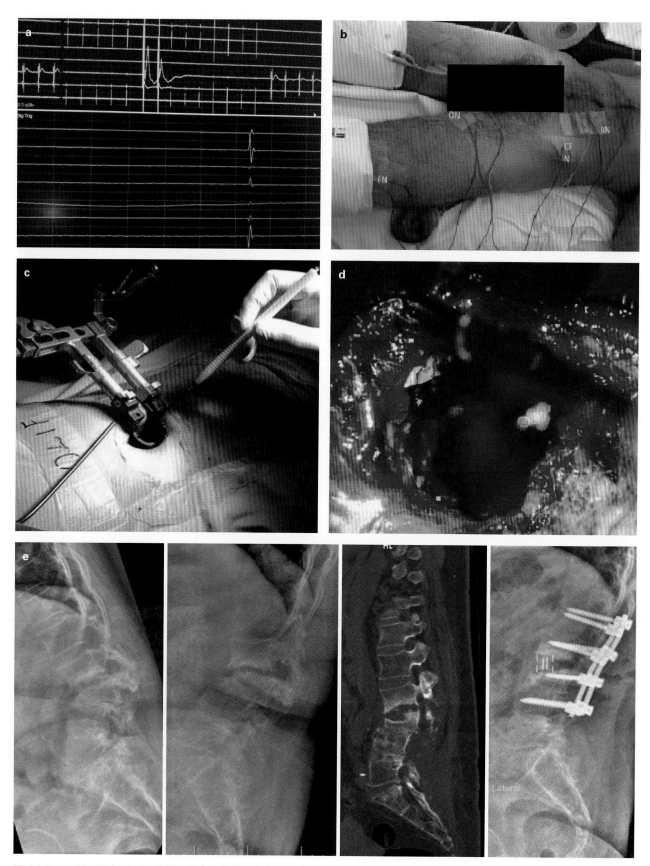

**图 14.6**　a. 诱发肌电图。b. 根据腰丛支定位放置电极。c. 在 OLIF 中使用单极刺激器。d. 刺激术野。e. 患者的术前 X 线片、CT和术后 X 线片

腰骶神经丛在暴露和牵拉过程中容易损伤。报道的 ALIF 术后神经功能损伤的发生率为 1%~3%。与大多数暴露 L4/L5 的病例相比，L3/L4 和 L2/L3 的暴露过程中不太可能导致阳性警报，这可能是因为撑开器放置在主动脉分叉处的上方，不需要牵拉左髂动脉。Brau 等先前已经证实，ALIF 术中在暴露 L4/L5 时下肢会发生短暂性缺血，有可能降低 SSEP 信号。虽然使用 IONM 技术仅监测了胫后神经，但无论监测哪种周围神经，都有可能监测到由血管损伤引起的神经功能障碍。

## 术中神经电生理监测技术的并发症

IONM 的并发症包括疼痛、头痛、兴奋、运动相关损伤、舌咬伤、硬膜外并发症，以及激素或血液内环境紊乱。罕见并发症包括癫痫发作、认知问题、心律失常和头皮烧伤。

### 舌咬伤

原因：C3/C4 刺激后颞肌强烈收缩。Jones 等报道了 1 例在 D185 脉冲序列经颅电刺激（TES）期间由于下颌肌收缩导致舌咬伤，并建议使用牙垫。2001 年，Calancie 等报道了 1 例未使用牙垫的患者在使用 D185 脉冲序列刺激 C3/C4 时发生了下颌骨骨折。可以通过使用牙垫或更多的内侧刺激 C1/C2 来预防舌咬伤。

### 运动相关损伤

脉冲序列和不完全神经肌肉阻滞可引起运动相关损伤，有时也可引起自发活动造成损伤。降低该并发症发生率的策略如下，如调整到最小刺激强度，进行部分神经肌肉阻滞，通过足底刺激

进行单脉冲 TES 或刺激胫前肌脊髓前角运动神经元通过收缩反射对单一皮质脊髓损伤做出反应。

## 总结

IONM 是一个快速发展的领域，可以大幅提高脊柱手术的安全性。全面了解每种监测方式的优缺点，对于发挥 IONM 的最佳作用至关重要。脊柱外科医生、麻醉师和神经电生理监测医生之间的术前讨论是 IONM 安全使用的重要前提，讨论的主题应包括 IONM 的麻醉要求、术中的阳性预警标准，以及应对阳性预警应采取的处理措施。IONM 的真正疗效还需要进一步的前瞻性研究来确定；如果使用得当，IONM 将会是提高脊柱手术疗效的有力工具。作为一个功能强大的监测方法，IONM 会协助外科医生尽可能预防术中并发症的发生。然而，当没有这些先进的设备时，掌握良好的解剖学知识依旧是所有外科手术成功的基础。

## 参考文献

[1] Nuwer MR, Dawson EG, Carlson LG, Kanim LE, Sherman JE. Somatosensory evoked potential spinal cord monitoring reduces neurologic deficits after scoliosis surgery: results of a large multicenter survey. Electroencephalogr Clin Neurophysiol 1995;96(1):6–11.

[2] Nash CL Jr, Lorig RA, Schatzinger LA, Brown RH. Spinal cord monitoring during operative treatment of the spine. Clin Orthop Relat Res 1977; (126):100–105.

[3] May DM, Jones SJ, Crockard HA. Somatosensory evoked potential monitoring in cervical surgery: identification of pre- and intraoperative risk factors associated with neurological deterioration. J Neurosurg 1996;85(4):566–573.

[4] Merton PA, Morton HB. Stimulation of the cerebral cortex in the intact human subject. Nature 1980;285(5762):227.

[5] Kothbauer KF, Deletis V, Epstein FJ. Motorevoked potential monitoring for intramedullary spinal cord tumor surgery: correlation of clinical and neurophysiological data in a series of 100 consecutive procedures. Neurosurg Focus 1998; 4(5):e1.

[6]   Langeloo DD, Lelivelt A, Louis Journée H, Slappendel R, de Kleuver M. Transcranial electrical motor-evoked potential monitoring during surgery for spinal deformity: a study of 145 patients. Spine 2003;28(10):1043–1050.

[7]   Calancie B, Lebwohl N, Madsen P, Klose KJ. Intraoperative evoked EMG monitoring in an animal model. A new technique for evaluating pedicle screw placement. Spine 1992;17(10): 1229–1235.

[8]   Raynor BL, Lenke LG, Bridwell KH, Taylor BA, Padberg AM. Correlation between low triggered electromyographic thresholds and lumbar pedicle screw malposition: analysis of 4857 screws. Spine 2007;32(24):2673–2678.

[9]   Gunnarsson T, Krassioukov AV, Sarjeant R, Fehlings MG. Real-time continuous intraoperative electromyographic and somatosensory evoked potential recordings in spinal surgery: correlation of clinical and electrophysiologic findings in a prospective, consecutive series of 213 cases. Spine 2004;29(6):677–684.

[10]  Macdonald DB. Intraoperative motor evoked potential monitoring: overview and update. J Clin Monit Comput 2006;20(5):347–377.

[11]  Malcharek MJ, Loeffler S, Schiefer D, et al. Transcranial motor evoked potentials during anesthesia with desflurane versus propofol—a prospective randomized trial. Clin Neurophysiol 2015;126(9):1825–1832.

[12]  Darden BV II, Wood KE, Hatley MK, Owen JH, Kostuik J. Evaluation of pedicle screw insertion monitored by intraoperative evoked electromyography. J Spinal Disord 1996;9(1):8–16.

[13]  Welch WC, Rose RD, Balzer JR, Jacobs GB. Evaluation with evoked and spontaneous electromyography during lumbar instrumentation: a prospective study. J Neurosurg 1997;87(3):397–402.

[14]  Balzer JR, Rose RD, Welch WC, Sclabassi RJ. Simultaneous somatosensory evoked potential and electromyographic recordings during lumbosacral decompression and instrumentation. Neurosurgery 1998;42(6):1318–1324, discussion 1324–1325.

[15]  Bose B, Wierzbowski LR, Sestokas AK. Neurophysiologic monitoring of spinal nerve root function during instrumented posterior lumbar spine surgery. Spine 2002;27(13):1444–1450.

[16]  Iwasaki H, Tamaki T, Yoshida M, et al. Efficacy and limitations of current methods of intraoperative spinal cord monitoring. J Orthop Sci 2003;8(5):635–642.

[17]  Macdonald DB, Stigsby B, Al Homoud I, Abalkhail T, Mokeem A. Utility of motor evoked potentials for intraoperative nerve root monitoring. J Clin Neurophysiol 2012;29(2):118–125.

[18]  Santiago-Pérez S, Nevado-Estévez R, Aguirre-Arribas J, Pérez-Conde MC. Neurophysiological monitoring of lumbosacral spinal roots during spinal surgery: continuous intraoperative electromyography (EMG). Electromyogr Clin Neurophysiol 2007;47(7-8):361–367.

[19]  Lieberman JA, Lyon R, Feiner J, Hu SS, Berven SH. The efficacy of motor evoked potentials in fixed sagittal imbalance deformity correction surgery. Spine 2008;33(13):E414–E424.

[20]  Alemo S, Sayadipour A. Role of intraoperative neurophysiologic monitoring in lumbosacral spine fusion and instrumentation: a retrospective study. World Neurosurg 2010;73(1):72–76, discussion e7.

[21]  Silvestre C, Mac-Thiong J-M, Hilmi R, Roussouly P. Complications and morbidities of mini-open anterior retroperitoneal lumbar interbody fusion: oblique lumbar interbody fusion in 179 patients. Asian Spine J 2012;6(2):89–97.

[22]  Lee HJ, Ryu KS, Hur JW, Seong JH, Cho HJ, Kim JS. Safety of lateral interbody fusion surgery without intraoperative monitoring. Turk Neurosurg 2018; 28(3):428–433.

[23]  Bendersky M, Solá C, Muntadas J, et al. Monitoring lumbar plexus integrity in extreme lateral transpsoas approaches to the lumbar spine: a new protocol with anatomical bases. Eur Spine J 2015;24(5):1051–1057.

[24]  Brau SA, Spoonamore MJ, Snyder L, et al. Nerve monitoring changes related to iliac artery compression during anterior lumbar spine surgery. Spine J 2003;3(5):351–355.

[25]  Nuwer MR. Intraoperative monitoring of the spinal cord. Clin Neurophysiol 2008;119(2):247.

[26]  Jones SJ, Harrison R, Koh KF, Mendoza N, Crockard HA. Motor evoked potential monitoring during spinal surgery: responses of distal limb muscles to transcranial cortical stimulation with pulse trains. Electroencephalogr Clin Neurophysiol 1996;100(5):375–383.

[27]  Calancie B, Harris W, Broton JG, Alexeeva N, Green BA. "Threshold-level" multipulse transcranial electrical stimulation of motor cortex for intraoperative monitoring of spinal motor tracts: description of method and comparison to somatosensory evoked potential monitoring. J Neurosurg 1998;88(3):457–470.

# 第 15 章
## 典型病例

刘沛霖 / 译　姜文涛 / 审校

## 病例 1

患者，女性，68 岁，肥胖。

主诉：腰痛伴双下肢疼痛行走无力 1 年。间歇性跛行，行走距离 < 100 m，腰痛 VAS 评分 7 分，下肢痛 VAS 评分 8 分，右侧重，下肢疼痛分布为 L4 支配区，严重影响日常生活。

既往史：高血压及腹膜后肾脏手术史。

体格检查：右下肢胫前肌肌力 3 级、踇长伸肌肌力 3 级。

腰椎侧位 X 线片显示骨质疏松、L3 椎体的前滑脱和 L4 椎体的后滑脱（图 15.1）。

脊柱全长正侧位片显示腰椎退变性侧弯，C7 铅垂线落在 S1 前方 4 cm，腰椎前凸减少（图 15.2）。

磁共振成像（MRI）：显示 L3/L4 层面明显椎管狭窄伴以椎间盘游离，L4/L5 层面关节突关节增生椎管狭窄、黄韧带肥厚，并且有 Modic 改变（图 15.3）。

患者的手术方案：L3/L4、L4/L5 开放经椎间孔椎间融合术，L2/L3、L3/L4、L4/L5 进行充分减压。

术后：患者的下肢痛和步行距离明显改善。脊柱全长片显示 C7 铅垂线经过 S1 前方 2 cm，矢状位失衡明显矫正（图 15.4）。

### 手术方式选择——TLIF

· 有神经损伤表现包括尿失禁重于腰背疼痛，这种情况需要充分和广泛的双侧减压，选择开放手术更好。

· 腹膜后手术史，腹膜后瘢痕的存在排除了前路手术的可能性。

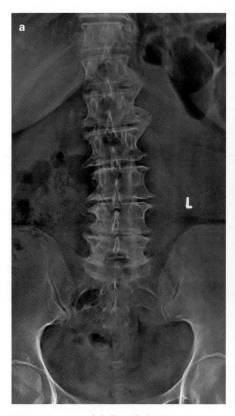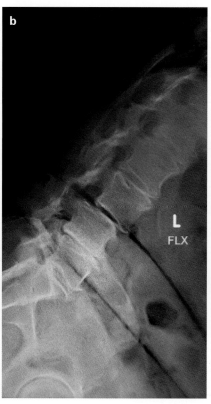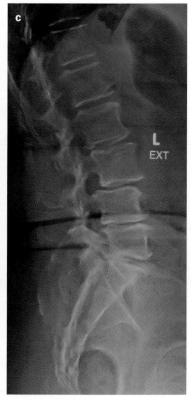

**图 15.1**　a~c. 动力位 X 线片显示 L3/L4、L4/L5 节段不稳

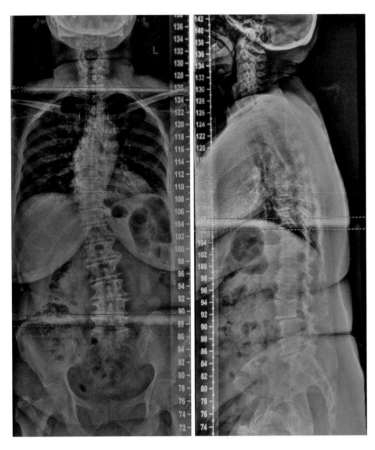

图 15.2 站立位脊柱全长 X 线片显示矢状位和冠状位的失衡

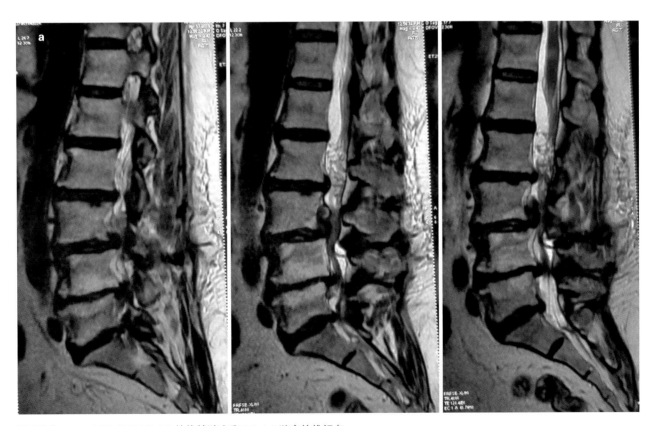

图 15.3 a~c. MRI 显示 L2~L5 的椎管狭窄和 L3~L4 游离的椎间盘

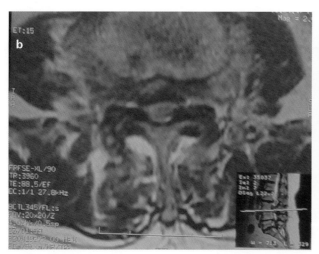
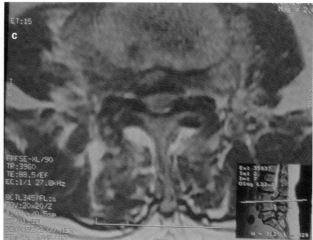

图 15.3（续）

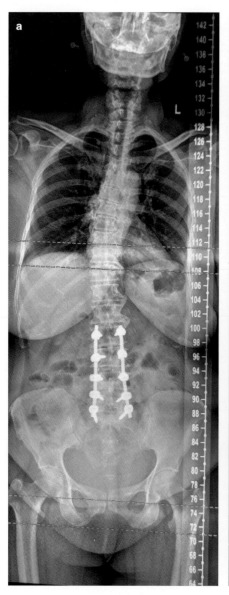
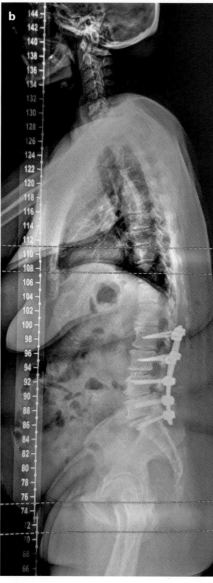

图 15.4　a、b. 术后站立位脊柱全长 X 线片：L2~L5 内固定后满意的腰椎平衡

## 病例 2

患者，男性，45 岁。

主诉：1 个月前出现下肢疼痛。该疼痛沿 L5 支配区分布，VAS 评分 8 分。休息时出现腰背部疼痛（VAS 评分 5 分），前屈时加重（VAS 评分 7 分）。小腿外侧有麻木感。

体格检查：踇长伸肌肌力 3 级，日常生活受到影响。

SF-36 运动评分（PCS）为 40%，心理综合评分（MCS）为 60%（图 15.5）。

患者的 X 线片显示 L4/L5 椎体滑脱不稳。患者的 MRI 显示 L4/L5 椎间盘突出合并小关节突炎症，影响椎管和侧隐窝（图 15.6）。

患者的手术：从左侧行微创经椎间孔椎间融合术（MIS-TLIF），通过左侧入路切除一个很大的突出椎间盘，置入一个 10 mm × 24 mm 的融合器。

术后患者下肢疼痛明显缓解，Roland-Morris 背部疼痛评分改善 70%。SF-36 运动评分（PCS）提高为 60%，心理综合评分（MCS）提高为 70%。随访 6 个月，发现植骨得到了很好的融合（图 15.7）。

### 手术方式选择——MIS-TLIF

·腰背疼痛：MIS 可使肌肉损伤更少，所以出现医源性肌肉纤维化的概率也降低了。

·神经根病：因为椎间盘突出和侧隐窝狭窄出现的神经根受压，需要直接减压。同时椎间隙的高度被保留，没有椎间孔狭窄。

·与开放手术相比，微创手术有相同的融合率，出血更少恢复更快。

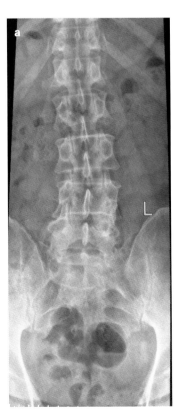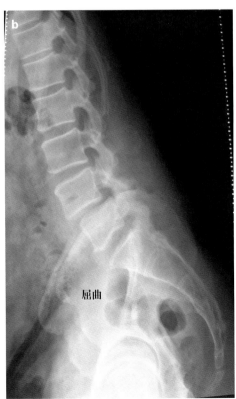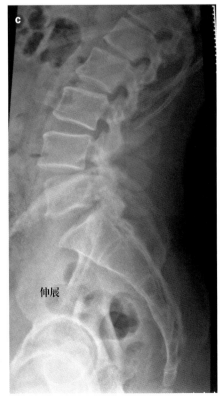

**图 15.5**　a~c. X 线显示 L4/L5 滑脱

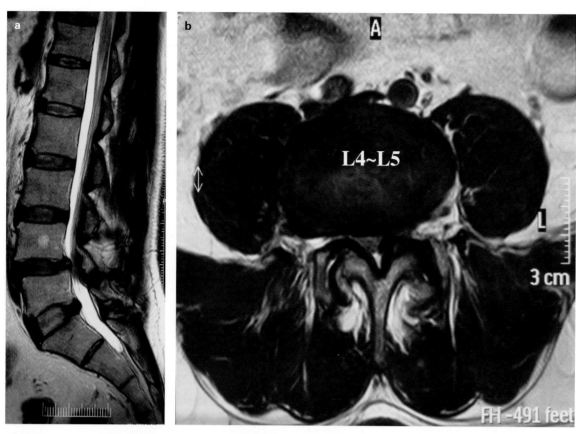

图 15.6　a、b. L4/L5 椎间盘向左突出，左侧的神经根受压

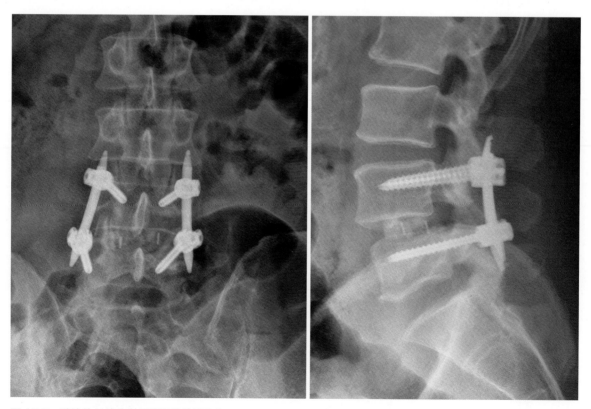

图 15.7　随访的 X 线片显示椎间植骨的融合

## 病例 3

患者，女性，70 岁。

主诉：腰痛伴左下肢轻度麻木 6 年。发病初期可以忍受，最近几年腰痛明显加重。同时，由于躯干向前方和右侧倾斜，患者不能长时间站立。

既往史：患缺血性心脏病和糖尿病。

X 线片显示这是一种僵硬的畸形，保守治疗是无效的，患者到医院就诊（图 15.8）。

考虑到患者的年龄和开放矫形手术的并发症，仔细分析患者脊柱全长片后，建议患者采用分期的 MIS 手术（图 15.9）。

经一期斜外侧腰椎间融合术（OLIF）后患者

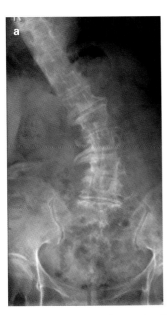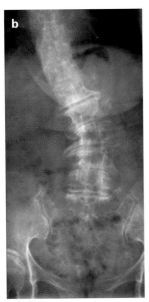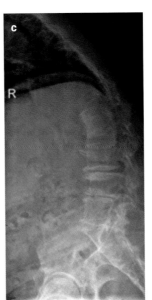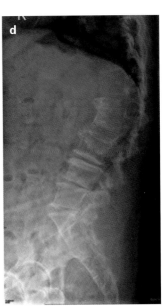

**图 15.8**　a~d. X 线片显示明显僵硬的脊柱失平衡

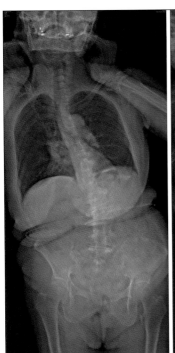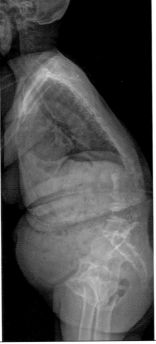

Cobb 角 L 27.4°
Cobb 角 T 18.7°

TK 12.5°
LL −42.3°
SVA 25.2 cm

SS 11.1°
PT 28.8°
PI 39.9°

**图 15.9**　脊柱全长片显示骨盆参数，包括矢状面和冠状面数值

获得一个平衡稳定的脊柱，从 L4/L5~L1/L2 的椎间盘依次行环形切开摘除，处理终板，通过轻微敲击置入融合器（里面填塞了异体骨）（图 15.10）。

患者于次日下床活动，随访 X 线片显示其脊柱畸形在冠状面和矢状面都得到了明显的矫正（图 15.11）。

术后 1 周，进行了经皮椎弓根螺钉置入以维持矫正效果和脊柱平衡。

患者术后随访 2 年，完全满意，尽管站立位 X 线片上显示有轻度近段交界性后凸（图 15.12）。

## 手术方式选择——OLIF 结合经皮椎弓根螺钉内固定

·继发于椎间盘退变的矢状面和冠状面失衡：多节段前路手术（OLIF）对称地增加椎间盘高度，矫正冠状面和矢状面畸形。

·腰背疼痛伴明显活动功能受限：MIS 经皮椎弓根螺钉固定减少肌肉损伤。

·高龄及并发症：MIS 减少了失血量，促进术后早期恢复。

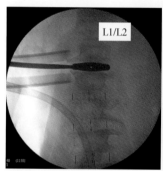 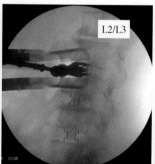 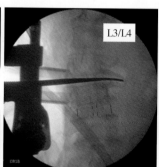 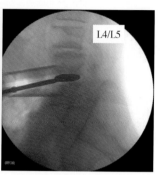

**图 15.10**    术中从 L1~L5 连续的融合器置入

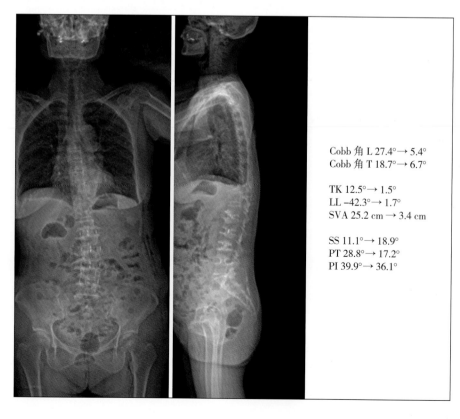

Cobb 角 L 27.4°→ 5.4°
Cobb 角 T 18.7°→ 6.7°

TK 12.5°→ 1.5°
LL −42.3°→ 1.7°
SVA 25.2 cm → 3.4 cm

SS 11.1°→ 18.9°
PT 28.8°→ 17.2°
PI 39.9°→ 36.1°

**图 15.11**    一期术后 X 线片显示脊柱已对齐

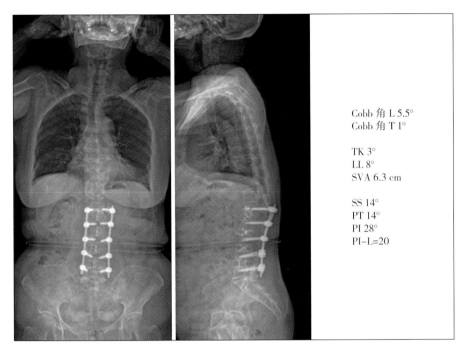

Cobb 角 L 5.5°
Cobb 角 T 1°

TK 3°
LL 8°
SVA 6.3 cm

SS 14°
PT 14°
PI 28°
PI–L=20

图 15.12　术后 2 年随访 X 线显示位置维持很好

## 病例 4

患者，女性，77 岁。

主诉：腰部及双下肢疼痛，持续时间长。患者拒绝保守治疗。术前的正侧位片显示胸腰椎侧弯和严重腰椎疾病引起的椎管狭窄（图 15.13）。

患者接受了 L2~S1 前路腰椎间融合术（ALIF）和微创 L1 至骨盆后路脊柱内固定融合术（图 15.14）。

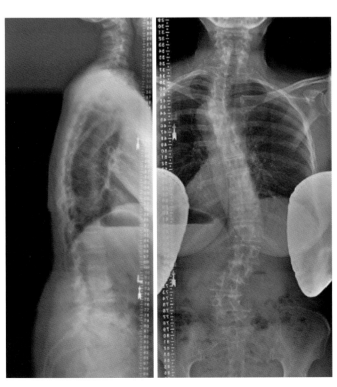

图 15.13　X 线片显示退行性脊柱侧弯

术后 X 线片显示对畸形的矫形效果很好（图 15.15）。

节段前路手术（ALIF 主要恢复 L5/S1 前凸）矫正畸形并维持脊柱平衡。

· 后路椎弓根螺钉固定结合右髂骨螺钉固定：左侧腰椎侧弯和维持腰椎前凸。

## 手术方式选择——ALIF 结合椎弓根螺钉内固定

· 成人脊柱畸形伴矢状面和冠状面失衡：多

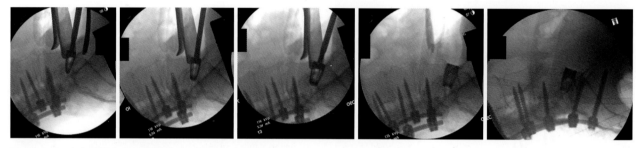

**图 15.14**　术中透视显示连续的前路腰椎间融合器的放置

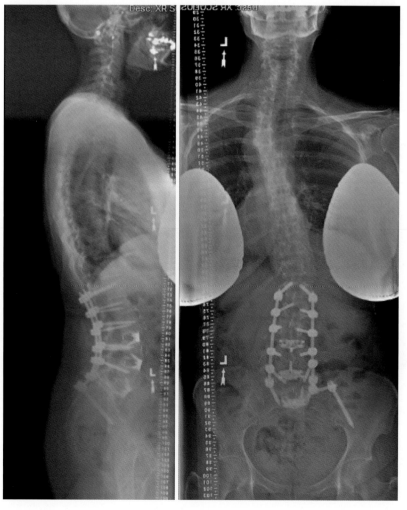

**图 15.15**　术后 X 线片显示矫正效果良好

## 病例 5

患者，男性，59 岁。

主诉：腰痛 5 年。腰痛 VAS 评分 7 分。患者不能长时间保持直立姿势或行走，逐渐出现 L4 神经根症状。ODI 评分 70%。经过保守治疗，如口服非甾体药物、物理治疗、针灸和应用传统药物，均无效。

患者被诊断为峡部裂滑脱和 L4/L5 椎间隙塌陷（图 15.16）。

患者接受了 OLIF 手术，采用 10 mm × 50 mm 的融合器和后路经皮椎弓根螺钉固定。C 臂透视和术后 X 线片显示椎间高度恢复，矢状位得到很大改善（图 15.17）。

患者术后腰痛明显改善，根性症状缓解，ODI 评分下降到 10%，患者重新恢复正常工作和生活。

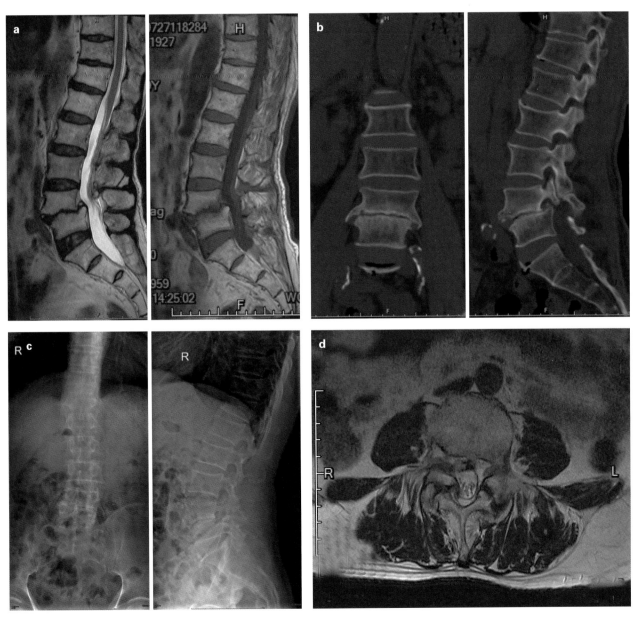

**图 15.16** a~d. L4/L5 峡部裂滑脱伴椎间孔狭窄

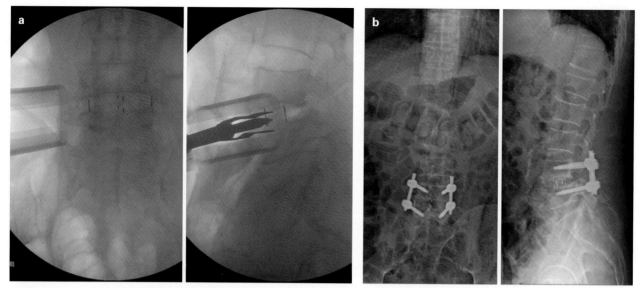

**图 15.17**　a. 术中斜外侧椎间融合器的置入。b. 术后 X 线片上的内置物

## 手术方式选择——OLIF

·腰痛重于腿痛：前路手术（如 OLIF）融合效果更好，因为有良好的椎间盘间隙和终板准备。

·椎间隙高度丢失伴有神经根症状需要椎间孔高度的恢复。

·经皮椎弓根螺钉内固定，在尽量减少出血和肌肉损伤的同时，达到复位滑脱的目的。

# 索引